Christian Lucae und Michael Teut

Homöopathische Schülerfibel

Christian Lucae und Michael Teut

HOMÖOPATHISCHE SCHÜLERFIBEL

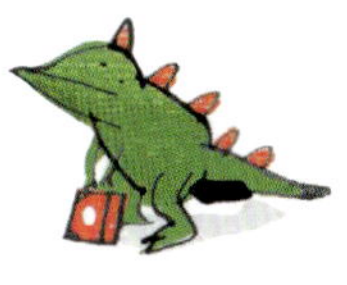

Homöopathie für Schulkinder – Das 1 x 1 für Eltern

KVC | VERLAG

KVC Verlag
NATUR UND MEDIZIN e. V.
Am Deimelsberg 36, 45276 Essen
Tel.: (0201) 56305 70, Fax: (0201) 56305 60
www.kvc-verlag.de

Lucae, Christian; Teut, Michael
Homöopathische Schülerfibel
Homöopathie für Schulkinder – Das 1 x 1 für Eltern

ISBN 978-3-945150-54-2

Gestaltung: eye-d Designbüro, Essen
Druck: Union-Betriebs GmbH, Rheinbach

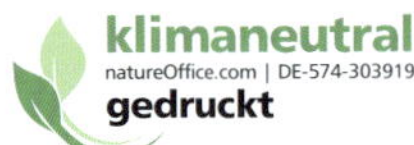

Inhaltsverzeichnis

WORUM ES IN DER SCHÜLERFIBEL GEHT …

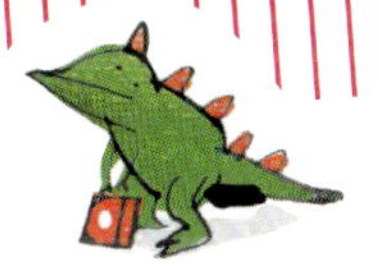

Die homöopathische Schülerfibel zeigt Ihnen einfache und wirkungsvolle Möglichkeiten der homöopathischen Selbstbehandlung auf. Die Tipps und Behandlungsvorschläge sind für Schulkinder zwischen sieben und zwölf Jahren zusammengestellt. Die Schülerfibel schließt damit inhaltlich direkt an den Ratgeber der Autoren *Homöopathische Sandkastenfibel* (KVC Verlag) an.

Die Schülerfibel ist so einfach wie möglich aufgebaut, so dass Sie leicht bei den entsprechenden Beschwerden nachschlagen können. Im ersten Teil finden Sie allgemeine Informationen zur homöopathischen Behandlung. In den folgenden Kapiteln werden häufige Beschwerden und Krankheiten sowie ihre Behandlungsmöglichkeiten dargestellt. Der Schwerpunkt wird dabei auf Probleme gesetzt, die besonders im Schulalter auftreten. Im Schlussteil finden Sie einen Vorschlag für die Reiseapotheke, die Sie Ihrem Kind mit auf die Klassenfahrt geben oder selbst im Familienurlaub einsetzen können.

Bitte gehen Sie mit den Behandlungsvorschlägen verantwortungsvoll um und beachten dabei die Grenzen der Selbstbehandlung: Suchen Sie bei jeglicher Unsicherheit, schwereren Erkrankungen, Verschlechterungen des Krankheitszustandes Ihres Kindes oder fehlendem Ansprechen auf Ihre Behandlung umgehend einen Arzt auf!

Viele Krankheiten im Kindesalter verlaufen unkompliziert, und ein Arztbesuch ist nicht notwendig. Die Einschätzung der Schwere einer Krankheit und der ärztlichen Behandlungsbedürftigkeit liegt erst einmal natürlich bei Ihnen als Eltern, diese Entscheidung kann nicht von einem Ratgeber übernommen werden. Im Zweifelsfall ist es immer besser, einen kompetenten Arzt aufzusuchen!

Verstehen Sie diesen Ratgeber als ein homöopathisches Erst- und Selbsthilfekompendium, das weiterhilft, aber den Arzt nicht ersetzt. Im Text wird daher bei Krankheiten, bei denen die Behandlung durch einen Arzt besonders sinnvoll und erforderlich erscheint, auf den Arztbesuch hingewiesen.

Bitte lesen Sie zu diesem Thema auch die Kapitel „Die richtige Arznei wählen“ und „Die Wirkung der Arznei beurteilen“ durch. Gleichzeitig werden Sie merken: Im Laufe der Zeit lernt man die Homöopathie immer besser kennen, schult den Blick für Krankheitsverläufe und charakteristische Merkmale im Krankheitsfall und übt zudem den Umgang mit diesem Ratgeber, so dass sich bei Bedarf zügig die richtige Arznei finden lässt.

Wir wünschen Ihnen viel Freude und Erfolg mit der Schülerfibel!

Dr. med. Christian Lucae und Dr. med. Michael Teut

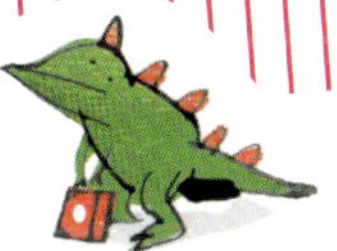

Die Homöopathie

Die Homöopathie hat das Ziel, die Selbstheilungskräfte des Organismus anzuregen, damit dieser bei der raschen, dauerhaften und sanften Heilung von Krankheiten unterstützt wird.

Sie kann am einfachsten als eine „Reiz-Reaktions-Therapie" beschrieben werden: Die homöopathische Arznei reizt den Organismus gezielt. Als Antwort werden die Selbstheilungskräfte mobilisiert, und im Idealfall folgt eine vollständige Heilung.

Im Gegensatz zur konventionellen Medizin steht in der Homöopathie das therapeutische Prinzip der Ähnlichkeit im Mittelpunkt. Ein Beispiel: Will man einen grippalen Infekt – mit Fieber, Müdigkeit und Gliederschmerzen – behandeln, so wird in der konventionellen Medizin ein wirksames, linderndes Schmerzmittel eingesetzt, z.B. Paracetamol oder Ibuprofen, das Schmerzwahrnehmung und Entzündungsreaktionen im Organismus blockiert. In der Homöopathie dagegen wird der Organismus zur Selbstregulation stimuliert: Dabei wird dem Kranken eine Arznei gegeben, die – in ihrer ursprünglichen Form von einem Gesunden eingenommen – ähnliche Beschwerden hervorruft, also grippeähnliche Symptome. Gelsemium, der Gelbe Jasmin, kann z.B als Arzneireaktion grippeähnliche Symptome hervorrufen. Wenn ein Grippekranker nun Gelsemium einnimmt, kann es unter Umständen zunächst zu einer kurzfristigen, leichten Verschlimmerung der Symptome kommen, da Gelsemium ja Grippesymptome hervorruft. Diese Verschlimmerung wird Erstreaktion genannt. Im zweiten Schritt kommt es dann zu einer Anregung der Selbstheilung, in diesem Fall der Immunabwehr. Im Idealfall heilt die Erkrankung rasch und un-

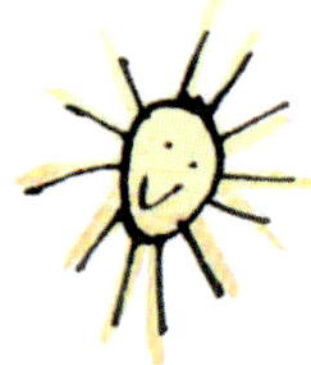

kompliziert ab. Die homöopathische Behandlung stimuliert also die Selbstheilung des Organismus.

Um eine so genannte Erstreaktion bzw. -verschlimmerung nicht zu stark werden zu lassen, werden die Arzneien einem speziellen Herstellungsverfahren unterzogen: Sie werden „potenziert", das heißt schrittweise verdünnt und verschüttelt. Die Arzneien reizen den Organismus dann nur sanft.

Die Homöopathie verfügt über mehrere tausend Arzneien, von denen einige hundert gut erforscht sind und spezifisch eingesetzt werden können. Darunter gibt es eine Reihe von Arzneien, die sehr häufig für Alltagskrankheiten angewendet werden. Gerade zur Behandlung der häufigsten akuten Alltagsbeschwerden von Kindern genügt eine Auswahl von 30 Arzneien in der Hausapotheke. Zur Behandlung chronischer Erkrankungen wie z. B. Allergien, Neurodermitis oder Asthma ist die Arzneiwahl dagegen wesentlich schwieriger. Damit die chronischen Behandlungen zum Erfolg führen, sollten sie besser durch einen erfahrenen homöopathischen Arzt erfolgen.

Wann sollte man behandeln?

Bevor Sie Beschwerden Ihrer Kinder homöopathisch behandeln, sollten Sie kurz darüber nachdenken, ob es sich um eine Erkrankung handelt, die überhaupt medikamentös behandelt werden muss.

Viele Krankheiten heilen spontan – also ganz von selbst – ab. Gerade für Kinder gehört das Durchleben von Krankheiten zum Lernen und Wachsen dazu.

Ein Grund zur Behandlung liegt dann vor, wenn die Beschwerden intensiv sind oder der natürliche Krankheitsverlauf kompliziert oder langwierig ist. Durch die richtig gewählte homöopathische Arznei können Sie den Heilungsprozess beschleunigen.

Bei schwereren Erkrankungen oder chronischen Beschwerden ist es wichtig, dass Sie einen Arzt oder Kinderarzt aufsuchen.

Die richtige Arznei wählen

Die Homöopathie ist eine sehr präzise Methode. Die Behandlung verläuft optimal, wenn das Arzneimittelbild zum vorliegenden Krankheitsbild passt.

Das bedeutet, dass die Symptome des Kranken so genau wie möglich mit den Arzneimittelbeschreibungen abgeglichen werden müssen. Einen hohen Stellenwert nehmen dabei so genannte „Leitsymptome" ein, die für das Arzneimittel besonders charakteristische Beschwerden oder Merkmale darstellen.

Um das wirklich passende Arzneimittel zu finden, müssen die Beschwerden möglichst genau verstanden und beschrieben werden. Hilfreich dafür ist eine systematische Frageliste. Gerade bei Kindern ist dies manchmal schwierig, da sie ihre Beschwerden nicht immer präzise formulieren können. Hierbei ist Ihre genaue Beobachtung gefordert!

Frageliste zur Auswahl der passenden Arznei

- Was ist das Hauptproblem?
- Um welche Erkrankung handelt es sich?
- Wie fühlt sich die Beschwerde an (Empfindung, z. B. Brennen oder Pochen, bei Kindern häufig schwierig zu erfahren)?
- Strahlen die Schmerzen aus?

- Wann treten die Beschwerden auf (Uhrzeit, Wetter, Klima, Lebensumstände etc.)?
- Werden die Beschwerden durch bestimmte Faktoren verbessert oder verschlimmert (Modalitäten, z. B. Wärme, Kälte, Wind, Bewegung, Aufregung etc.)?
- Gibt es begleitende Beschwerden (z. B. Schwitzen, Herzklopfen etc.)?
- Wie sind der allgemeine Zustand und die psychische Verfassung?

Haben Sie diese Informationen soweit wie möglich gesammelt, können Sie anhand des vorliegenden Ratgebers auf die Suche nach der passenden Arznei gehen. Wenn Sie keine eindeutige Arznei für die Erkrankung finden, kann es sein, dass das passende Arzneimittel oder die Krankheit hier nicht verzeichnet ist. Sie sollten sich dann an einen homöopathischen Arzt wenden.

Die Einnahme der Arzneien

Am besten geeignet für die Selbstbehandlung sind Globuli (Zuckerkügelchen aus Rohrzucker). Im akuten Krankheitsfall bei Kindern werden 3 Globuli der ausgewählten Arznei direkt in den Mund oder unter die Zunge gelegt, wo sie langsam zergehen.

Bei sehr heftigen, akuten Beschwerden, z. B. starken Ohrenschmerzen, empfiehlt es sich, zur Verstärkung der Behandlung die Arznei zu „verkleppern“: 3 Globuli werden in einem kleinen Glas Wasser aufgelöst, das Wasser wird mit einem Plastiklöffel mehrfach umgerührt, danach wird alle 15–30 Minuten ein Schluck davon getrunken oder

1–2 Teelöffel in den Mund gegeben, verteilt über mehrere Stunden.

Falls nicht anders angegeben, empfiehlt sich ansonsten zur Selbstbehandlung folgendes Vorgehen: **2–3 x täglich 3 Globuli der Potenz D12, bis die Beschwerden deutlich gebessert sind.**

Insgesamt sollten homöopathische Arzneien nur über einen begrenzten Zeitraum eingenommen werden und – je nach Krankheitsschwere und -intensität – innerhalb von wenigen Stunden zu einer deutlichen Besserung führen. Tritt die Besserung nicht rasch ein, sollte spätestens am dritten Tag der Beschwerden ein Arzt aufgesucht werden.

Die Potenzen D6, D12 und D30 können einmal oder mehrmals täglich über mehrere Tage eingenommen werden, die D30 jedoch nicht länger als zwei Tage.

Die homöopathischen Arzneien können problemlos mit anderen Therapien kombiniert werden, auch mit konventionellen Medikamenten, Heilpflanzen oder Akupunktur. Eine Ausnahme ist die Anwendung ätherischer Öle, welche die Wirkung der homöopathischen Arzneien unter Umständen abschwächen können.

Wir empfehlen, die Globuli nicht unmittelbar vor oder nach dem Essen oder dem Zähneputzen einzunehmen. Am besten halten Sie einen Abstand von mindestens 15 Minuten ein, damit der Mund für die Aufnahme der Arznei ganz sauber ist.

Die Wirkung der Arznei beurteilen

Wird eine akute Erkrankung erfolgreich homöopathisch behandelt, sollte eine deutliche Besserung innerhalb von 24 Stunden eintreten.

Eine anfängliche Verschlimmerung (Erstreaktion) kann in manchen Fällen auftreten.

Häufig verändern sich die Symptome im Verlauf der Erkrankung. Nicht selten muss dann aufgrund der veränderten Symptome eine neue Arznei ausgewählt werden.

Bei chronischen und lange bestehenden Erkrankungen dauert die erfolgreiche Behandlung länger (Wochen bis Monate). Eine solche Behandlung wird am besten von einem kompetenten Arzt durchgeführt.

Wenn die Beschwerden nicht besser oder sogar kontinuierlich schlimmer werden, der Gesundheitszustand sich kritisch verschlimmert oder Sie unsicher werden, sollten Sie einen Arzt aufsuchen.
Bei lebensbedrohlichen Erkrankungen, Bewusstseinsstörungen oder anhaltenden Atemproblemen muss sofort ein Notarzt (Telefon europaweit 112) gerufen werden, wobei immer angegeben werden sollte, wie alt das Kind ist. In vielen Regionen Deutschlands wird dann ein spezielles Kinderteam geschickt.

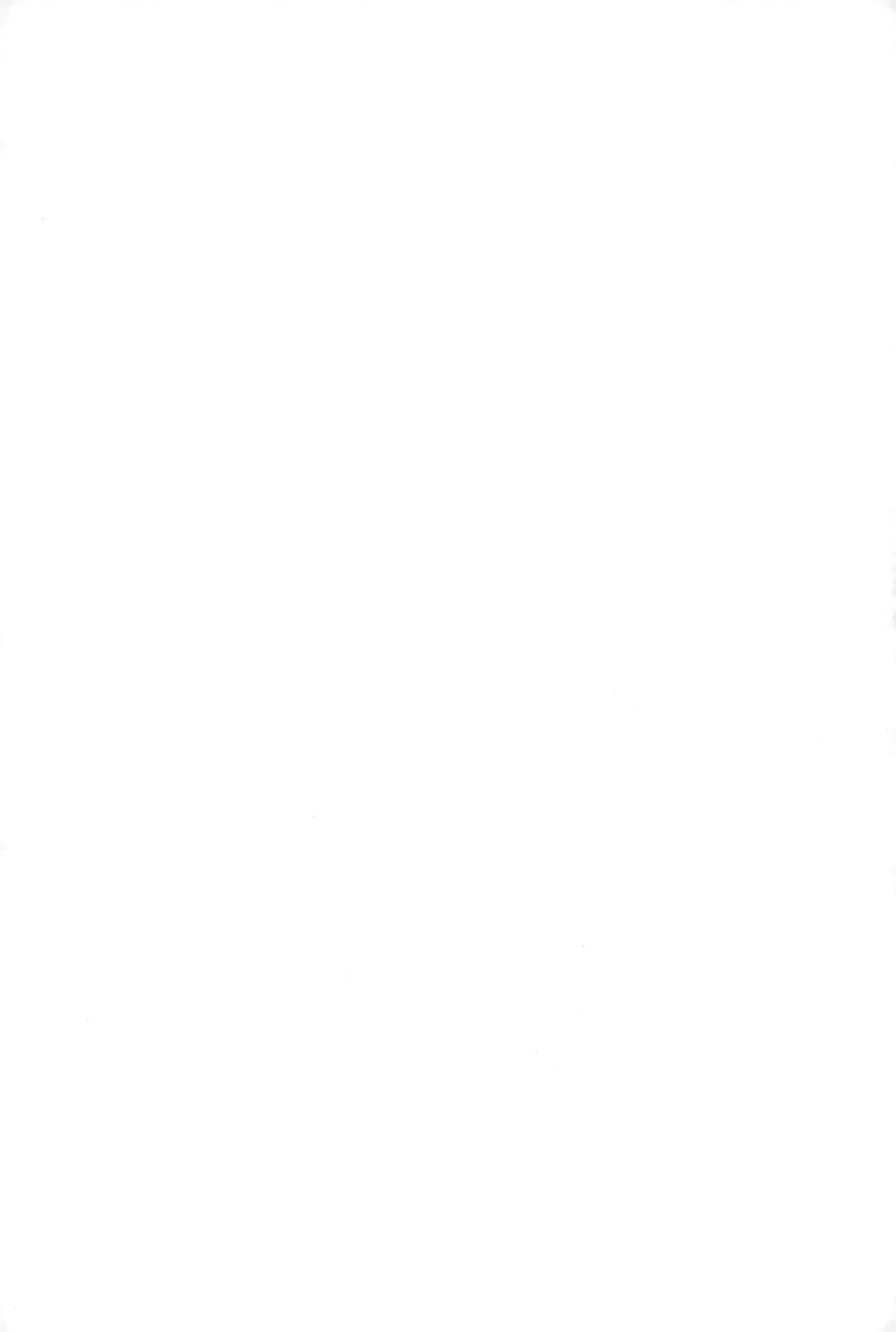

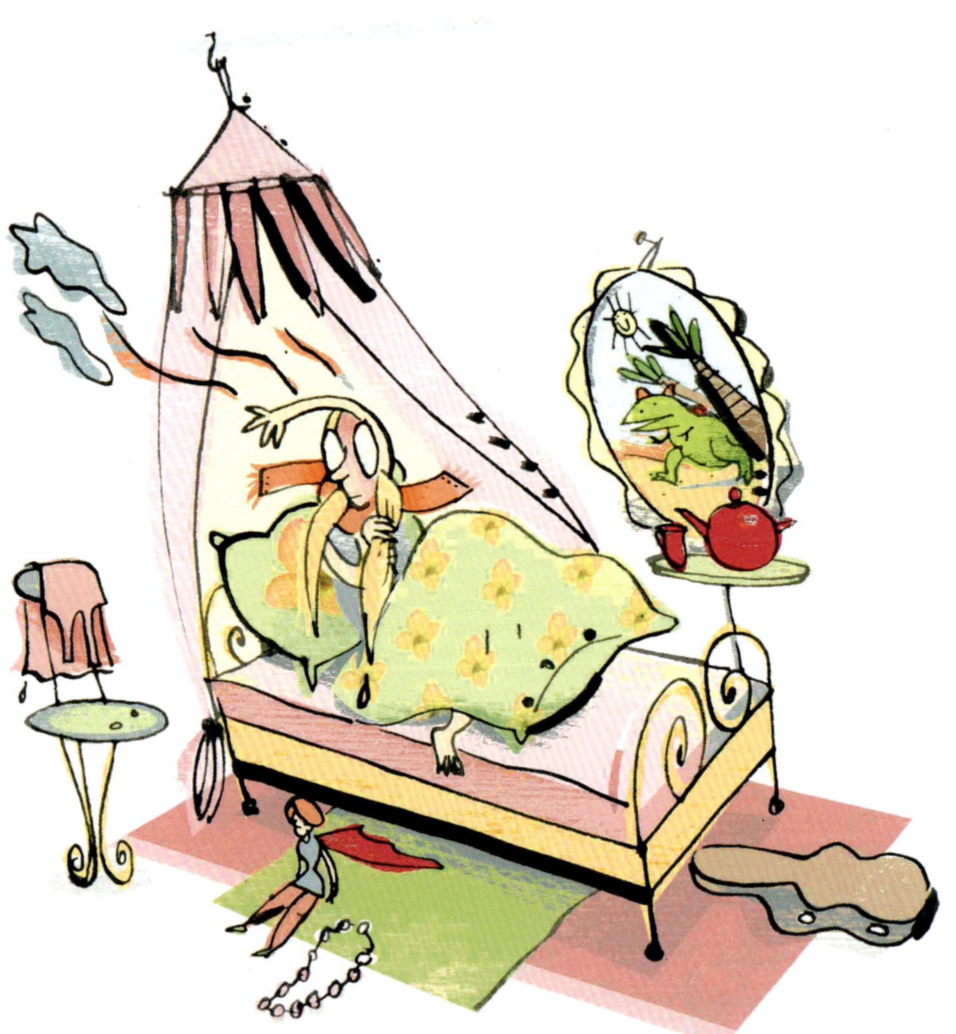

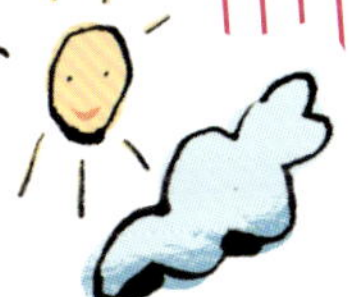

Fieber und akute Beschwerden

Fieber

Kinder leiden ganz natürlich immer wieder unter Beschwerden, Krankheiten und Entwicklungsschüben, die mit Fieber einhergehen. Die wichtigste Frage ist: Warum liegt Fieber vor? Was sind die Ursachen? Liegt eine Infektion vor? Ist die Ursache des Fiebers erkannt, sollte diese vorrangig behandelt werden.

Fieber unterstützt die Immunabwehr und gehört zu den natürlichen Abwehrmechanismen des Organismus. Daher sollten Sie sich immer fragen, ob eine Behandlung – schulmedizinisch oder homöopathisch – überhaupt durchgeführt werden muss. Erst ab 39,5 °C ist eine Fiebersenkung wirklich notwendig, dann helfen häufig auch einfache Maßnahmen, insbesondere Wadenwickel (nur wenn das Kind heiße Beine hat!) und Bauchwickel. Das Kind sollte viel trinken. Eine Behandlung ist dann sinnvoll, wenn das Kind stark leidet und ausgeprägte Krankheitssymptome nach einer Behandlung verlangen.

Nicht allein die Höhe des Fiebers ist entscheidend, sondern die Beurteilung des Allgemeinzustandes: Sitzt das Kind trotz 39 °C Fieber im Zimmer und spielt, oder ist es schlapp und erschöpft? Trinkt es ausreichend, oder erbricht es sämtliche Flüssigkeiten?

Bei schlechtem Allgemeinzustand, Erbrechen, Kopf- oder Nackenschmerzen sollte eine Hirnhautreizung oder -entzündung unbedingt ausgeschlossen werden.

Hohes Fieber kann zu einer raschen innerlichen Austrocknung führen, insbesondere wenn die Kinder nicht mehr trinken. Bei fehlender Flüssigkeitszufuhr, Austrocknung und zunehmender Ermattung sowie in Kombination mit Erbrechen oder Durchfällen sollte deshalb rasch ein Kinderarzt oder eine Kinderklinik aufgesucht werden, wo eine entsprechende Behandlung durchgeführt werden kann.

Fieberkrämpfe treten in erster Linie bei Säuglingen und Kleinkindern auf. Ein Fieberkrampf ist in den allermeisten Fällen nicht der Anfang eines chronischen Krampfleidens (Epilepsie), sondern ein so genannter „Gelegenheitskrampf". Im Schulalter treten Fieberkrämpfe nur noch ausnahmsweise auf – aus diesem Grund sollten Krampfanfälle dann erst recht ernst genommen und sofort medizinisch abgeklärt werden. Bei wiederkehrenden Fieberkrämpfen werden allgemein eine fiebersenkende Therapie mit konventionellen Zäpfchen (Paracetamol), ggf. auch krampflösende Medikamente empfohlen. Häufig spricht die Erkrankung aber auch auf Homöopathie an. Der erste Fieberkrampf sollte immer umfassend ärztlich abgeklärt werden.

Folgende homöopathische Arzneien können bei Fieber unterstützend und lindernd zur Anwendung kommen:

Arznei	Beschreibung	Dosierung
Aconitum	Eine hervorragende Arznei für alle Erkrankungen, die urplötzlich und „sturmartig" auftreten und mit Unruhe, Herzklopfen oder auch Angst einhergehen. Den Beschwerden voran geht häufig ein Aufenthalt im trocken-kalten Wind oder ein akuter Schreck oder Schock. Aconitum ist eine typische Arznei für Anfangsstadien von akuten entzündlichen Erkrankungen.	1 x 3 Globuli D30 als Einzeldosis, ggf. wiederholen, bis zu 3 x täglich
Belladonna	Eine der wichtigsten Arzneien bei akutem Fieber, Entzündungen und Infektionen. Leitsymptome sind Blutandrang zum Kopf mit heißem Gesicht, feuchte Haut, Pochen, Hitzegefühl sowie Rötung und Schwellung. Erweiterte Pupillen und geschwollene Lymphknoten. Die Beschwerden beginnen plötzlich und heftig. Sie werden schlimmer durch Berührung, Bewegung, Erschütterung, Licht, Geräusche. Besserung erfolgt durch Wärme und Ruhe.	1 x 3 Globuli D30 als Einzeldosis, ggf. wiederholen, bis zu 3 x täglich
Ferrum phosphoricum	Wichtiges Arzneimittel im Anfangsstadium fieberhafter Infekte. Rötung des Gesichts im Wechsel mit Blässe, auch Nasenbluten. Die Arznei passt immer dann, wenn die Krankheit milde erscheint, das Kind trotz hohem Fieber aber wenig beeinträchtigt ist. Kühle bessert, Wärme, Berührung und Bewegung verschlimmern. Wichtig bei entzündlichen Prozessen, z. B. Mittelohrentzündung, viraler Bronchitis, Reizhusten, Bindehautentzündung. Wässrige und unverdaute, schmerzlose Durchfälle in Sommer und Herbst.	Bis zu 3 x täglich 3 Globuli D12

Eupatorium perfoliatum	Eine wichtige Arznei bei grippalen Infekten und Fieber („Brustgrippe"). Leitsymptome sind ausgeprägte Glieder- und Knochenschmerzen, der Körper fühlt sich wie zerschlagen an. Das Kind wird durch Gliederschmerzen rastlos und bewegt sich ständig im Bett hin und her, keine Lage bringt Linderung. Erschöpfung und Schweregefühl des Körpers, Fröstеligkeit, Zittern, Durst.	Bis zu 3 x täglich 3 Globuli D12
Gelsemium	Typisch sind Benommenheit, Schwäche, Schweregefühl und Zittern. Das Kind bekommt vor Schwäche die Augen kaum auf, sieht verschwommen und hat Kopfschmerzen. Er wird zunehmend apathisch. Zerschlagenheitsgefühl. Fröstеligkeit und Durstlosigkeit. Wärme verschlimmert. Reichlicher Harnabgang verbessert.	Bis zu 3 x täglich 3 Globuli D12
Mercurius solubilis	Fieber mit ausgeprägtem Nachtschweiß, wechselnden Temperaturen, starkem Speichelfluss und Mundgeruch, deutlich sichtbare Zahnabdrücke auf der Zunge, nächtliche Verschlimmerung.	Bis zu 3 x täglich 3 Globuli D12
Arsenicum album	Das Kind ist rastlos und unruhig, erschöpft vom Fieber und hat starke Angst vor dem Alleinsein. Schüttelfrost. Es ist durstig und möchte ständig kleine Schlucke trinken. Häufig in Kombination mit Durchfall.	Bis zu 3 x täglich 3 Globuli D12

Bryonia	Fieber in Kombination mit trockenem Husten. Absolutes Ruhebedürfnis des Kindes, es liegt absolut still, möchte nicht gestört werden und sich auf keinen Fall bewegen. Großer Durst, trockene Lippen.	Bis zu 3 x täglich 3 Globuli D12
Pulsatilla	Das Kind ist sanft und weinerlich. Es ist durstlos trotz Fieber, frische Luft bessert, Schnupfen mit gelblichem Sekret, Ohrenschmerzen, Mittelohrentzündung.	Bis zu 3 x täglich 3 Globuli D12
Rhus toxicodendron	Fieber nach feuchtkaltem Wetter und Durchnässung mit Muskelschmerzen, Rastlosigkeit und Bewegungsdrang, Lippenherpes.	Bis zu 3 x täglich 3 Globuli D12
Nux vomica	Heftiges Frieren, das Kind verlangt nach Wärme, heißen Getränken und ist reizbar gestimmt. Verstopfte Nase, Magen-Darminfekte mit Übelkeit und Erbrechen.	Bis zu 3 x täglich 3 Globuli D12

Unterkühlung im Schwimmunterricht

Wenn die Kinder nass aus dem Schwimmbad steigen, sich nicht richtig abtrocknen und anschließend auf dem kalten Steinboden sitzen, können sie sich schnell erkälten. Hier kann Dulcamara D12 die Erkältung rasch lindern. Dosierung: 3 x täglich 3 Globuli der Arznei in der D12 geben.

Schnupfen

Bei akutem Schnupfen der Kinder kann die Homöopathie gut eingesetzt werden. Bei chronischem Schnupfen sollte ein homöopathischer Arzt aufgesucht werden.

Allgemeine Selbsthilfemöglichkeiten beim Schnupfen:

- Regelmäßiges Spülen der Nase mit 0,9 % Kochsalzlösung (in jeder Apotheke erhältlich, entspricht etwa einer Prise Salz auf 1 Glas Wasser) und einer kleinen Pipette löst die Borken und spült die Nase frei.
- Auch Meersalzlösungen oder Emser® können verwendet werden. Wem die Pipette nicht liegt, kann auch ein Nasenspray mit Dosierfläschchen verwenden.
- Die effektivste Methode zur Nasenspülung ist eine kleine Nasendusche, die in Form eines Rohres mit Tülle – ähnlich einer Mini-Gießkanne – zur Spülung der Nase mit einer Salzlösung verwendet werden kann (ebenfalls in jeder Apotheke erhältlich).
- Bei Wundheit der Nase beruhigt die lokale Pflege mit Bepanthen® Nasensalbe die wunde Schleimhaut.

Konventionelle, abschwellende Nasentropfen sind auf Dauer schädlich, da die Nasenschleimhäute zu sehr austrocknen können. Kochsalzlösung ist dagegen eine einfache und verträgliche Selbsthilfe.

Folgende homöopathische Arzneien können bei Schnupfen unterstützend und lindernd zur Anwendung kommen:

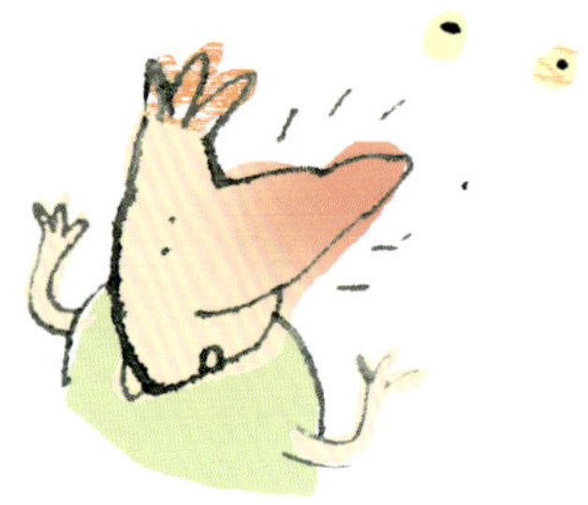

Arznei	Beschreibung	Dosierung
Aconitum	Anfangsmittel: Der Schnupfen beginnt plötzlich und heftig nach trockenem, kalten Wetter. Das Kind ist ängstlich und unruhig. Fieber, Trockenheit der Nase, Kribbeln in der Nase.	2–3 x täglich 3 Globuli D12
Pulsatilla	Das Kind leidet unter grünlich-gelblich zähem Nasensekret, ist durstlos und weinerlich. An der frischen Luft geht es dem Kind besser, während Wärme den Schnupfen verschlimmert.	2–3 x täglich 3 Globuli D12
Nux vomica	Ständig verstopfte Nase, insbesondere in warmen Räumen, häufiges Niesen. Der Schnupfen folgt der Unterkühlung, z.B. durch Zugluft oder kalten Wind. Das Kind ist genervt und quengelig.	2–3 x täglich 3 Globuli D12
Euphorbium	Massives Brennen und Wundheit in der Nase, wässriger Schnupfen. Kühlen bessert. Jucken, Niesen. Das Kind wälzt sich im Bett. Gereizte Lider, Tränenfluss, Brennen in den Augen.	2–3 x täglich 3 Globuli D12
Allium cepa	Wundmachender Fließschnupfen, heftiges Niesen, mildes Sekret aus den Augen. Der Schnupfen wird schlimmer im warmen Zimmer und bessert sich an der frischen Luft.	2–3 x täglich 3 Globuli D12
Hepar sulfuris	Das Sekret ist gelblich-zäh, es kommt zu Krustenbildung und chronischer Nasennebenhöhlenentzündung. Frostige Kinder, die sehr empfindlich auf Kälte reagieren. Stechende Schmerzen, wie von Splittern.	2–3 x täglich 3 Globuli D12

Kalium bichromicum	Sehr zähes, fadenziehendes Sekret, klebrig-dicker Schleim mit Borken und Blutkrusten, Nasennebenhöhlenentzündung.	2–3 x täglich 3 Globuli D12
Luffa	Stockschnupfen, trockene, empfindliche Nasenschleimhäute, Krusten in der Nase. Verschlimmerung durch trockene Zimmerluft und Besserung im Freien. Viel Niesen. Stirnkopfschmerzen mit Müdigkeit, Mattheit und Konzentrationsmangel.	2–3 x täglich 3 Globuli D12
Mercurius solubilis	Grün-gelbliches Sekret, die Nase ist massiv wund und heilt nicht ab, Nasenbluten, chronische Nasennebenhöhlenentzündung, starker Nachtschweiß und vermehrter Speichelfluss.	2–3 x täglich 3 Globuli D12
Cinnabaris	Wichtige Arznei bei hartnäckigen Nasennebenhöhlenentzündungen. Neuralgische Schmerzen im Bereich der Stirn und Nebenhöhlen, blutiges Sekret. Schmerzen an der Nasenwurzel und Verschlimmerung in der Nacht.	2–3 x täglich 3 Globuli D12
Silicea	Chronischer Schnupfen mit Beteiligung der Nasennebenhöhlen bei frostigen, zarten und blassen Kindern. Immer wieder Infekte, die auf die Nasennebenhöhlen schlagen. Verlangen nach Wärme (Mütze, Schal).	2–3 x täglich 3 Globuli D12

Nasenbluten

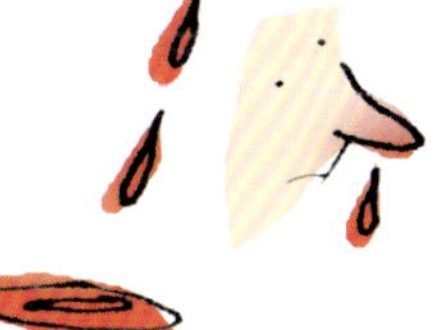

Nasenbluten entsteht häufig im Rahmen einer Erkältung oder Allergie, wenn die Nasenschleimhaut austrocknet und entzündliche Veränderungen oder mechanische Reizung (Nasebohren) zur Verletzung der Schleimhaut führen. Akut sollte das Kind den Kopf nach unten halten und das betroffene Nasenloch mit einem Taschentuch 5–10 Minuten fest zudrücken. In der Regel ist die Blutung damit schon gestillt.

Vorbeugend hilft eine Salbenbehandlung, z. B. mit Bepanthen® Nasensalbe oder Emser® Nasensalbe (nicht bei Säuglingen und Kleinkindern). Dazu wird 3–6 x täglich eine etwa erbsengroße Portion Salbe auf den kleinen Finger aufgebracht und in jedem Nasenloch verteilt.

Bei dauerhaftem oder sehr häufigem Nasenbluten sollte der Haus-/Kinderarzt oder ein HNO-Arzt aufgesucht werden.

Folgende homöopathische Arzneien können unterstützend und lindernd zur Anwendung kommen:

Arznei	Beschreibung	Dosierung
Arnica	Akutmittel der ersten Wahl, vor allem nach Stoß, Schlag oder Sturz	3 Globuli D12 verkleppert, alle 5 Minuten einen Schluck trinken, bis das Glas leer ist
Phosphorus	Blasse, sensible und leicht beeindruckbare Kinder mit Durst auf kaltes Wasser oder Verlangen nach Eiscreme. Infektanfälligkeit und häufig Nasenbluten.	3 x täglich 3 Globuli D12
Ferrum phosphoricum	Beim fieberhaften Infekt. Roter Kopf, unruhiges Kind.	3 x täglich 3 Globuli D12

Bindehautentzündung

Bei der Bindehautentzündung (Konjunktivitis) ist die Schleimhaut des Auges durch Viren, Bakterien oder Reizungen entzündet. Der frühzeitige Arztbesuch ist insbesondere bei eitriger Bindehautentzündung zu empfehlen, ggf. müssen dann eine antibiotische Salbe oder Tropfen zur Anwendung kommen. Einfache Selbsthilfemaßnahmen:

- Es empfiehlt sich, mehrfach täglich eine Spülung mit 0,9 % Kochsalzlösung mit einer Pipette (in jeder Apotheke erhältlich) zu machen.
- Bei stark verklebten Lidern auswischen: immer zu Nase hin mit einem sauberen, nicht fusselnden Papiertuch, das anschließend in der Toilette entsorgt werden kann.
- Auch Euphrasia Augentropfen® (WALA) eignen sich gut.
- Entzündete Lidränder mit Bepanthen® Augensalbe pflegen.

Folgende homöopathische Arzneien können unterstützend und lindernd zur Anwendung kommen:

Arznei	Beschreibung	Dosierung
Euphrasia	Wichtigstes Akutmittel bei Bindehautentzündung. Bindehaut und Lidränder sind wund, das Kind ist lichtempfindlich. Verschlimmerung durch Wind.	3 x täglich 3 Globuli D12
Hepar sulfuris	Eiterbildung mit starker Rötung und Entzündung der Lidränder. Wärme bessert, Zugluft und Kälte werden nicht vertragen.	3 x täglich 3 Globuli D12
Pulsatilla	Gelbliches Sekret, weinerliche Kinder, besser an der frischen Luft.	3 x täglich 3 Globuli D12
Calcium sulfuricum	Wenn Pulsatilla bei gelblichem Sekret nicht ausreicht.	3 x täglich 3 Globuli D12

Gerstenkorn

Beim Gerstenkorn (Hordeolum) kommt es zu einer Entzündung mit Abkapselung (Abszess) der Liddrüsen des Augenlides. Antibiotika-Salben oder Operationen sind nur selten notwendig.

Folgende homöopathische Arzneien können unterstützend und lindernd zur Anwendung kommen:

Arznei	Beschreibung	Dosierung
Staphisagria	Passt fast immer, außer bei Eiterungen, dann Hepar sulfuris.	3 x täglich 3 Globuli D12
Hepar sulfuris	Falls eine Eiterung vorliegt.	3 x täglich 3 Globuli D12

Aphthen

Aphthen sind kleine Schleimhautgeschwüre an der Mundschleimhaut oder auf der Zunge, die im Rahmen von Infekten (vorübergehende Abwehrschwäche) oder auch ohne ersichtlichen Grund entstehen können. Schon eine einzelne Aphthe – beispielsweise in der Falte zwischen Unterlippe und Zahnreihe – genügt, um heftige Schmerzen auszulösen. Jegliche Kaubewegung tut weh, und vor allem saure Nahrungsmittel (Orangensaft) lösen brennende Schmerzen aus.

Einzelne Aphthen können mit Myrrhetinktur 2–3 x täglich mit Hilfe eines Wattestäbchens betupft werden. Alternativ kann auch ein Rhabarberextrakt (Pyralex® Lösung) zum Betupfen verwendet werden.

Folgende homöopathische Arzneien können unterstützend und lindernd zur Anwendung kommen:

Arznei	Beschreibung	Dosierung
Borax	Schleimhautentzündung mit vielen kleinen Bläschen, Stomatitis aphthosa (Mundfäule), die Aphthen bluten leicht. Auffallende Geräuschempfindlichkeit.	bis zu 3 x täglich 3 Globuli D12
Acidum nitricum	Runde, schmerzhafte Geschwüre, wie in der Mitte ausgestanzt; Haut und Schleimhautreizung, Risse, Stomatitis aphthosa (Mundfäule), Risse der Mundwinkel.	bis zu 3 x täglich 3 Globuli D12
Mercurius solubilis	Geschwürige Schleimhautentzündung des Mundes mit auffällig vermehrtem Speichelfluss, dabei Nachtschweiß und Mundgeruch.	bis zu 3 x täglich 3 Globuli D12
Chamomilla	Das Kind ist unerträglich unruhig und gereizt und kann vor Schmerzen nicht ruhig halten. Aphthen beim Zahnen.	bis zu 3 x täglich 3 Globuli D12

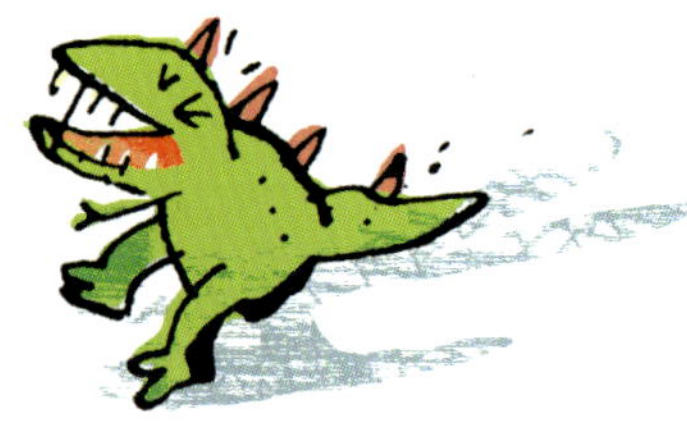

Lippenherpes

Beim Lippenherpes (Herpes labialis) handelt es sich um eine Infektion mit Herpes simplex-Viren. Wer sich einmal damit infiziert hat, kann immer wieder erkranken, da die Viren im Nervensystem „überwintern“. Manche Menschen leiden immer wieder unter Lippenherpes, der z. B. durch Stress und UV-Strahlung (z. B. beim Skifahren) oder im Rahmen von Erkältungskrankheiten ausbricht. Der Lippenherpes beginnt mit Brennen und Kribbeln an den Lippen, dann bilden sich kleine Bläschen, wenn diese platzen oder eintrocknen, können sich Krusten bilden. Zurück bleibt nach Abheilung meist eine gerötete Stelle, die allmählich verblasst. Mit dem Lippenherpes können schmerzhafte Lymphknotenschwellungen und auch Nervenschmerzen im Gesicht sowie Gliederschmerzen einhergehen. Eine gute naturheilkundliche Lokalbehandlung ist das täglich 2–4-malige Auftragen von Lomaherpan® Creme (Melissenkonzentrat).

Folgende homöopathische Arzneien können unterstützend und lindernd zur Anwendung kommen:

Arznei	Beschreibung	Dosierung
Rhus toxicodendron	Hauptmittel beim akuten Bläschenstadium.	3 x täglich 3 Globuli D12
Hepar sulfuris	Gelblich-eitrige Pusteln und Krusten.	3 x täglich 3 Globuli D12
Mercurius solubilis	Geschwürig entzündliche Umwandlung, Herpes heilt nicht **(bitte zum Arzt gehen!).**	3 x täglich 3 Globuli D12

Halsschmerzen

Halsschmerzen sind meist auf Infekte und Entzündung des Rachens und der Mandeln zurückzuführen. Die meisten Infekte sind durch Viren ausgelöst und erfordern daher keine Antibiotikatherapie. Eine antibiotische Behandlung ist nur bei sehr ausgeprägter bakterieller Entzündung mit drohenden Komplikationen (z. B. Abszess) sinnvoll. Zuvor kann eine homöopathische Therapie versucht werden, welche vielfach gute Ergebnisse bringt.

Ein Abstrich kann bei ausgeprägten, anhaltenden Beschwerden mit Hinweisen auf eine bakterielle Ursache sinnvoll sein. Die Art der Bakterien kann im Labor bestimmt und dann eine gezielte Antibiotikatherapie eingeleitet werden.

Im Rachenraum befindet sich besonders viel lymphatisches Gewebe, das für die Abwehrreaktion des Immunsystems notwendig ist, insbesondere die Mandeln (Tonsillen). Bei chronischer Mandelentzündung wird der HNO-Arzt möglicherweise eine operative Entfernung vorschlagen. Durch eine konstitutionelle homöopathische Behandlung lässt sich dies häufig umgehen, und die chronischen Infekte heilen ab. Einen Versuch ist es allemal wert!

Einfache Selbsthilfemöglichkeiten bei akuten Halsschmerzen:

- Regelmäßiges Spülen und Gurgeln mit Salzwasserlösungen, Salbei- oder Kamillentee.
- Täglich 2 x Zitronenwickel um den Hals: In eine Schüssel einen Becher warmes Wasser und dazu 1 EL Zitronensaft, ein Baumwolltuch darin tränken, um den Hals legen und dann mit einem Wolltuch darum abdecken, mit Leukoplast ankleben. Dauer: 30–60 Minuten.
- Alternativ können auch zimmerwarme Quarkwickel zur Anwendung kommen: Zimmerwarmer Magerquark wird auf ein Baumwolltuch oder eine Stoffwindel zentimeterdick ausgestrichen, um

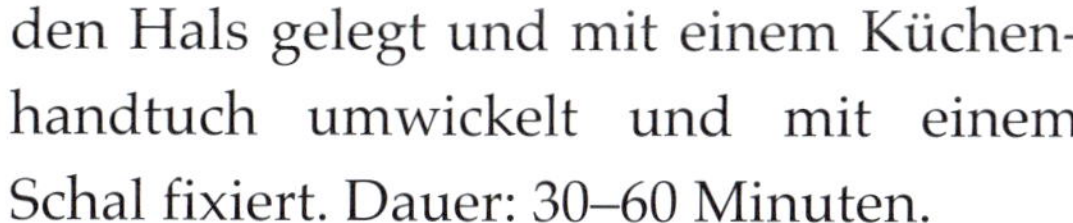

den Hals gelegt und mit einem Küchenhandtuch umwickelt und mit einem Schal fixiert. Dauer: 30–60 Minuten.

Bei akuten Halsschmerzen können folgende homöopathische Arzneien unterstützend und lindernd zur Anwendung kommen:

Arznei	Beschreibung	Dosierung
Aconitum	Plötzlich und akut auftretende Halsschmerzen, nach kaltem trockenen Wind, mit Heiserkeit. Das Kind ist unruhig und häufig ängstlich (siehe auch Kapitel Fieber).	1 x 3 Globuli D30 als Einzeldosis, ggf. wiederholen, bis zu 3 x täglich
Belladonna	Leitsymptom ist die akut-hochrote Schwellung, Gefühl, als sei Pfeffer im Hals, Trockenheit des Mundes und der Lippen. Blutandrang zum Kopf mit heißem Gesicht, feuchter Haut, Pochen, Hitzegefühl, Rötung und Schwellung. Die Beschwerden beginnen plötzlich und heftig. Sie werden schlimmer durch Berührung (Halswickel werden nicht ertragen!), Bewegung, Erschütterung, Licht, Geräusche. Besserung durch Wärme und Ruhe. Erweiterte Pupillen. Stark geschwollene Halslymphknoten.	1 x 3 Globuli D30 als Einzeldosis, ggf. wiederholen, bis zu 3 x täglich
Apis	Leitsymptom sind die hochrot-glänzende und starke Schwellung von Rachen und Mandeln und brennende Schmerzen. Auffällig ist die Durstlosigkeit der Kinder, wenig Urin, bei Besserung Harnflut.	Bis zu 3 x täglich 3 Globuli D12

Phytolacca	Rachen und Mandeln sind dunkelrot-bläulich und entzündet. Häufig sind die Beschwerden rechts ausgeprägter als links, Schmerzen strahlen in die Ohren aus, das Schlucken ist sehr schmerzhaft. Kalte Getränke bessern.	Bis zu 3 x täglich 3 Globuli D12
Lachesis	Rachen und Mandeln sind rötlich-bläulich-violett entzündet, häufig sind die Beschwerden zu Beginn linksseitig, können dann nach rechts ziehen. Die Kinder sind an Hals und Haut sehr empfindlich gegen Berührung und können unter Erstickungsängsten leiden. Das Trinken kalter Getränke bessert, während warme Getränke verschlimmern. Es besteht ein Kloßgefühl im Hals.	Bis zu 3 x täglich 3 Globuli D12
Mercurius solubilis	Es liegt meist eine schwere Entzündung, häufig mit vereiterten Mandeln vor, der Rachen ist wund, rau und brennend. Charakteristisch sind ausgeprägte Nachtschweiße und Speichelfluss. Die Lymphknoten sind stark geschwollen. Zahnfleisch und Zunge sind angeschwollen und belegt, es sind Zahneindrücke auf der Zunge (von der Seite) zu sehen. Fauliger Mundgeruch.	Bis zu 3 x täglich 3 Globuli D12
Hepar sulfuris	Die Mandeln vereitern. Die Kinder sind sehr frostig und schwitzen (käsiger oder säuerlicher Geruch), warme Getränke bessern. Die Schmerzen fühlen sich an wie Splitter in den Mandeln. Zugluft verschlimmert die Beschwerden.	Bis zu 3 x täglich 3 Globuli D12

Rhus toxicodendron	Rachenentzündung nach feuchter Kälte und Durchnässung. Die Kinder leiden unter Rastlosigkeit, ausgeprägter Unruhe und Bewegungsdrang. Wärme bessert.	Bis zu 3 x täglich 3 Globuli D12
Silicea	Frostige und blasse Kinder, die immer wieder zu Infekten und chronischer Mandelentzündung mit Vereiterung leiden. Immer wieder Erkältungen nach geringen Unterkühlungen.	Bis zu 3 x täglich 3 Globuli D12

Bei einer **chronischen Mandelentzündung** sollte eine konstitutionelle Behandlung bei einem homöopathischen Arzt durchgeführt werden. Häufig lässt sich hierdurch eine operative Entfernung der Mandeln verhindern.

Scharlach

Der Scharlach ist eine besondere Form von Halsentzündung: Es handelt sich um eine bakterielle Erkrankung durch A-Streptokokken, zu der typischerweise starke Halsschmerzen und eine Mandelentzündung gehören. Weitere Symptome sind intensives Krankheitsgefühl mit hohem Fieber, Rachenentzündung, trockene Haut, Himbeer- bzw. Erdbeerzunge, blasses Munddreieck bei intensiver Wangenröte, und der typische Hautausschlag mit kleinen roten Pünktchen am ganzen Körper.

Die Diagnose wird mit Hilfe eines Rachenabstriches gestellt. Das Antibiotikum Penicillin ist ein wirksames Medikament gegen Streptokokkeninfekte und wird in den meisten Fällen verschrieben. 24 Stunden nach Anbehandlung sind die Kinder nicht mehr ansteckend. Eine alleinige homöopathische Therapie ist zwar möglich, sollte aber durch einen erfahrenen Arzt durchgeführt werden. Von der Selbstbehandlung ist abzuraten.

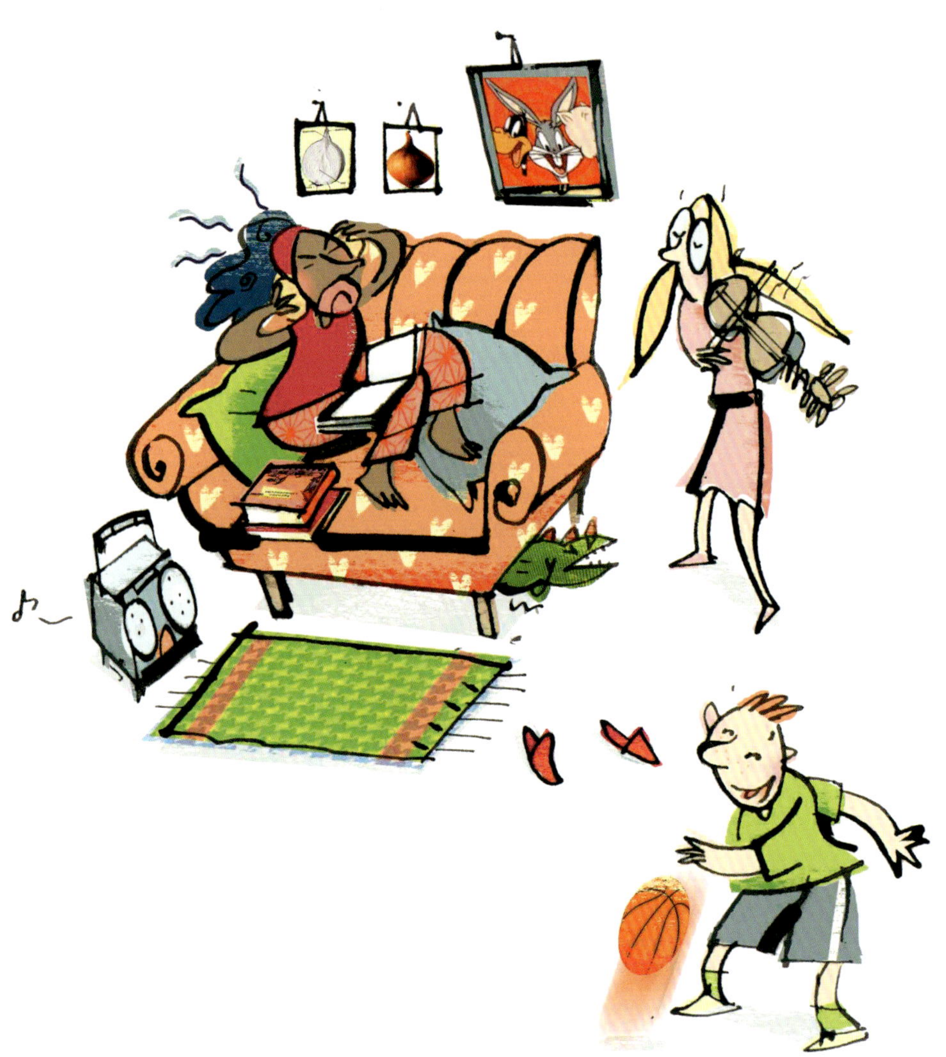

Ohrenschmerzen und Mittelohrentzündung

Die akute Mittelohrentzündung ist eine häufige Krankheit im Kindesalter. Meist kommt es während Erkältungskrankheiten mit Entzündung der Rachenschleimhaut zum Zuschwellen der Eustachischen Röhre, die das Mittelohr mit dem Rachenraum verbindet. Nun gelingt der Druckausgleich nicht mehr. Wenn sich dann im Mittelohr entzündliche Sekrete (Eiter) ansammeln, kommt es zum Druck auf den Ohren, später dann zunehmend zu Schmerzen. Schreitet die Entzündung fort, kann es zu einer eitrigen Entzündung und auch zum Durchbruch des Trommelfells kommen, wodurch die entzündlichen Sekrete dann nach außen in den Gehörgang ablaufen und der Entzündungsprozess entlastet wird. Der Trommelfelldurchbruch ist keine Katastrophe, da das Trommelfell in aller Regel wieder heilt und sich problemlos verschließt. Nur bei immer wiederkehrendem Durchbruch droht eine Vernarbung des Trommelfells mit daraus folgender Hörminderung. Allermeist ist eine Antibiotikabehandlung nicht notwendig, und die Mittelohrentzündung lässt sich homöopathisch und mit naturheilkundlichen Selbsthilfemaßnahmen gut behandeln.

Als akute Selbsthilfemaßnahme hat sich der **Zwiebelwickel** bewährt. Hierbei wird eine Zwiebel in kleine Stückchen geschnitten und gequetscht (wichtig!). Anschließend kann die zerschnittene Zwiebel leicht angedünstet werden. Schließlich werden die Zwiebelstückchen in einen Baumwolllappen (Taschentuch) gewickelt, auf das Ohr gebracht und dort mit einer Mütze oder einem Stirnband befestigt. Dieser Wickel kann so lange liegen bleiben, wie es als angenehm empfunden wird, in der Regel bis zu 30 Minuten.

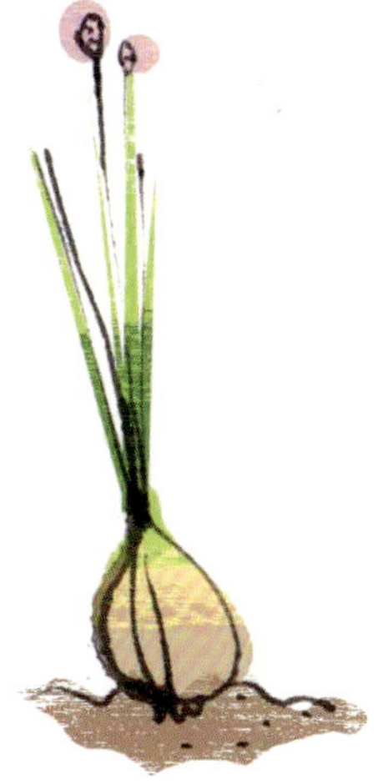

Die Nase sollte mehrfach täglich mit Kochsalzlösung (0,9%) getropft oder mittels Nasendusche gespült werden (siehe Kapitel Schnupfen). Bei intensiven Schmerzen kann schulmedizinisch z.B. Paracetamol oder Ibuprofen (Saft) gegeben werden, falls die homöopathische Behandlung und die Zwiebelwickel nicht ausreichend schmerzlindernd wirken. Ohrentropfen sollten nicht verabreicht werden, da bei einer Perforation des Trommelfells keine Flüssigkeit ins Innenohr dringen sollte. Antibiotika kommen bei schweren oder komplizierten Mittelohrentzündungen und Mastoiditis (eitrige Entzündung des Knochens hinter dem Ohr) zur Anwendung.

Zur Abheilung von Ohrenschmerzen und Mittelohrentzündungen können folgende homöopathische Arzneien unterstützend und lindernd zur Anwendung kommen (bei heftigen Schmerzen auch „verkleppert"):

Arznei	Beschreibung	Dosierung
Aconitum	Plötzlich und akut auftretende Mittelohrentzündung nach kaltem Wetter oder Ostwind. Die Kinder sind unruhig und häufig ängstlich. Das Ohr und die ohrseitige Wange sind gerötet. Aconitum ist häufig die erste Arznei, danach müssen meist andere Arzneien folgen.	Bis zu 3 x täglich 3 Globuli D30
Belladonna	Heftige Entzündung, Pochen und Blutfülle im betroffenen Ohr, bohrende und ziehende Schmerzen, häufig rechts. Das Kind schreit vor Schmerzen, und nichts scheint zu helfen.	Bis zu 3 x täglich 3 Globuli D30

Pulsatilla	Die Kinder sind weinerlich, zuwendungsbedürftig und sehr anhänglich, haben trotz Fieber keinen Durst. Es läuft gelbliches Sekret aus den Ohren. Auch Schnupfen mit gelblichem Sekret. An der frischen Luft sind die Beschwerden besser, während Bettwärme verschlimmert.	3 x täglich 3 Globuli D12
Apis	Das betroffene Ohr ist stark geschwollen und gerötet. Brennende und stechende Schmerzen. Auch Rachen und Gesicht erscheinen geschwollen. Durstlosigkeit trotz Fieber. Das Kind schreit schrill.	3 x täglich 3 Globuli D12
Chamomilla	Unerträgliche Schmerzen, das Kind ist wütend und unzufrieden. Eine Wange ist rot, die andere blass. Schlimmer im Warmen. Ohrenschmerzen beim Zahnen.	3 x täglich 3 Globuli D12
Hepar sulfuris	Bei eitriger Mittelohrentzündung und nach Trommelfellperforation. Unerträglich scharfe und stechende Schmerzen, wie von Splittern. Häufig nach starker Kälte. Wenn Hepar sulfuris nicht mehr hilft, sind meist Antibiotika angezeigt.	3 x täglich 3 Globuli D12
Ferrum phosphoricum	Ohrenentzündung bei undeutlichen Symptomen, roter Kopf, Pochen.	3 x täglich 3 Globuli D12
Mercurius solubilis	Langwieriger und chronischer Verlauf, eitrige Mittelohrentzündung, Nachtschweiße, nächtliche Verschlimmerung, Speichelfluss.	3 x täglich 3 Globuli D12
Capsicum	Wenn andere Arzneien nicht geholfen haben. Ohrenschmerzen und Heimweh. Gefahr der Mastoiditis (**bitte zum Arzt gehen**, ggf. sind Antibiotika notwendig!).	3 x täglich 3 Globuli D12

Wiederkehrende Mittelohrentzündungen

Eine häufige Ursache für immer wiederkehrende Mittelohrentzündungen und andere Infektionen sind die landläufig so genannten **„Polypen"**. Gemeint ist hier die Vergrößerung des lymphatischen Gewebes im Rachen (Rachenmandel), auch als „Adenoide" bezeichnet. Durch die Schwellung im Rachen wird die Atmung durch die Nase behindert, was sich durch einen ständig offenen Mund und nächtliches Schnarchen zeigt. Nicht selten wird dann zu einer operativen Entfernung der Rachenmandel (Adenotomie) geraten, welche ab dem 2. Lebensjahr möglich ist. Allerdings kann dieses Problem auch gut homöopathisch angegangen werden. Hier wird am besten eine konstitutionelle Behandlung bei einem homöopathischen Arzt durchgeführt.

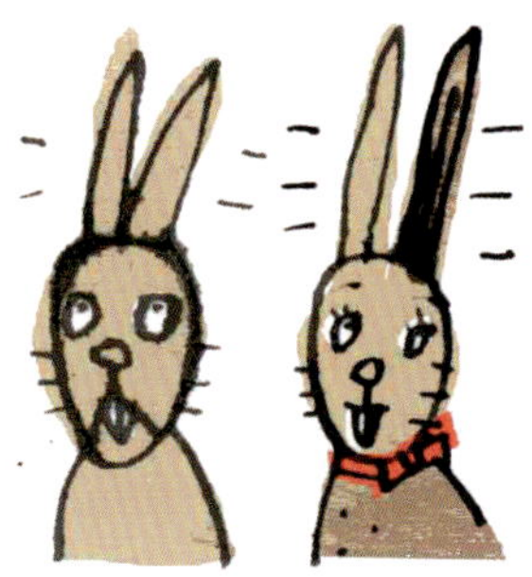

Husten und Bronchitis

Husten und Bronchitis sind für den homöopathischen Laien nicht einfach zu behandeln. Am besten ist es, den homöopathischen Arzt aufzusuchen, wenn die Beschwerden ausgeprägt sind oder bereits länger andauern. Einfache Selbsthilfemaßnahmen sind:

- Inhalationen mit Kochsalz lösen bei akutem Erkältungshusten den Schleim (z. B. Emser® Sole Inhalationslösung).
- Thymiantee hilft bei rasselndem Husten, Efeuextrakt (z.B. Prospan® Saft) bei trockenem Husten unter Mitbeteiligung des Kehlkopfes.
- Plantago Bronchialbalsam® (WALA) kann auf die Brust gerieben werden und entspannt den Husten.

Bei Kindern mit empfindlicher Haut, Allergieneigung oder Neurodermitis können allerdings auch diese pflanzlichen Mittel zu Ausschlägen führen – bitte befragen Sie in diesem Fall Ihren Arzt.

- Auch Zitronenwickel können zur Anwendung kommen: 1 Zitrone auspressen und Saft in eine kleine Schale warmes Wasser geben, Leinentuch tränken, auswringen, um die Brust legen und Handtuch darum herum legen. Dauer: 30–60 Minuten.
- Bei sehr trockenem Reizhusten sind auch Kartoffel-Brustwickel sehr wirksam. Gekochte und warme (nicht heiße) Kartoffeln auf einem Leinentuch ausbreiten und auf die Brust auflegen, Handtuch darum herum wickeln, Dauer: 30–60 Minuten. **Achtung:** Darauf achten, dass Kartoffeln nicht zu heiß sind! Vor Auflage Temperatur mit der Hand testen.
- Bei rasselndem Husten bewähren sich auch Quarkwickel: Zimmerwarmer Magerquark wird durch ein Tuch ausgepresst und dann auf

ein Baumwolltuch oder eine Stoffwindel zentimeterdick ausgestrichen, um die unteren Rippenbögen gelegt und mit einem Handtuch umwickelt und dann mit dem Hemd fixiert. Dauer: 60 Minuten.

- Auch sanfte Klopfmassagen des Rückens helfen, den Schleim zu lösen.
- Bei spastischer Bronchitis und asthmatischen Beschwerden wird mit bronchienerweiternder Salbutamollösung (vom Arzt verschrieben) inhaliert, hierzu gibt es auch elektrische Vernebler, die in der Apotheke ausgeliehen oder verschrieben werden können (z. B. Pariboy®).

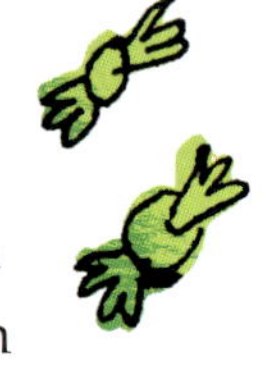

Folgende homöopathische Arzneien können bei Husten unterstützend und lindernd zur Anwendung kommen:

Arznei	Beschreibung	Dosierung
Aconitum	Plötzlich und akut auftretender trockener Husten mit Heiserkeit, Herzklopfen, Unruhe und Ängstlichkeit. Das Kind erwacht panikartig aus dem Schlaf und ist verängstigt. Husten nach kaltem Wind.	Bis zu 3 x täglich 3 Globuli D12
Belladonna	Hohl-bellender Husten, Schmerzen des Brustkorbs beim Husten, roter Kopf und Blutstau im Gesicht, feuchtes Schwitzen, hohes Fieber.	Bis zu 3 x täglich 3 Globuli D12
Hepar sulfuris	Trocken-bellender Husten nach eiskaltem Wetter und kaltem Wind. Das Kind ist enorm kälteempfindlich und verträgt keine Zugluft oder das Entblößen von Körperteilen. Gefühl, als ob ein Splitter im Hals steckt.	Bis zu 3 x täglich 3 Globuli D12

Drosera	Trockener Reizhusten, krampfartig mit Kitzeln im Kehlkopf, häufig auch in Kombination mit Würgen und Erbrechen, oft nachts auftretend.	Bis zu 3 x täglich 3 Globuli D12
Jodum	Trockener Reizhusten, wenn das Kind sehr hitzig und heiß ist. Kratzen im Kehlkopf. Hungrige und aktive Kinder.	Bis zu 3 x täglich 3 Globuli D12
Phosphorus	Jede Erkältung schlägt auf die Bronchien, lang gewachsene und feingliedrige Kranke, sehr sensible und beeindruckbare Kinder. Hitzewallungen, Heiserkeit, Durst auf kalte Getränke, Husten ausgelöst durch Jucken in Kehlkopf oder Brust, brennendes Hitzegefühl, Nasenbluten. Linksseitige Beschwerden.	Bis zu 3 x täglich 3 Globuli D12
Bryonia	Jeder Hustenstoß tut weh, und das Kind vermeidet jegliche Bewegung. Trockene Schleimhäute und viel Durst.	Bis zu 3 x täglich 3 Globuli D12
Rumex	Trockene Hustenanfälle, die mit einem Kitzeln von der kleinen Halsgrube ausgehen. Hustenanfälle nach Atmen kalter Luft oder beim Verlassen warmer Räume, abendliche Verschlimmerung.	Bis zu 3 x täglich 3 Globuli D12
Antimonium tartaricum (= Tartarus emeticus, Tartarus stibiatus)	Verschleimende Rasselbronchitis, Brodeln. Das Kind ist blass und erschöpft und kann den Schleim nicht gut abhusten.	Bis zu 3 x täglich 3 Globuli D12
Natrium sulfuricum	Spastische Bronchitis mit Rasseln, tritt immer wieder in feuchter Luft oder Nebel auf.	3 x täglich 3 Globuli D12

Kalium bichromicum	Schwäche, starkes Schwitzen und fadenziehender zäher Schleim, häufig auch Stirn- und Nasennebenhöhlenentzündung.	3 x täglich 3 Globuli D12
Cuprum metallicum	Spastische Bronchitis mit krampfartiger Luftnot, Wadenkrämpfe.	3 x täglich 3 Globuli D12
Eupatorium perfoliatum	Wundheits- und Zerschlagenheitsgefühl im Brustbereich, Gliederschmerzen.	3 x täglich 3 Globuli D12

Keuchhusten

Der Keuchhusten (Pertussis) ist eine Sonderform eines trockenen, anfallsartigen Hustens. Es kommt zu anhaltenden, stakkatoartigen Hustenanfällen, die durch vorübergehenden Sauerstoffmangel zu blauen Lippen oder sogar Blaufärbung des Gesichts (Zyanose) führen können. Ursache ist eine bakterielle Infektion. Besonders für Babys im ersten Lebensjahr kann der Keuchhusten gefährlich werden und zu Atemaussetzern während des Schlafes führen. Für Schulkinder ist der Keuchhusten zwar nicht mehr lebensbedrohlich, er kann aber ausgesprochen lästig werden. Außerdem können die betroffenen, stark hustenden Patienten rasch Kleinkinder und Säuglinge anstecken. Bei jeglichem Verdacht auf Keuchhusten sollte der Arzt frühzeitig konsultiert werden!

Während die bakterielle Infektion an sich gut antibiotisch behandelt werden kann, ist der nachfolgende, oft über Wochen andauernde Husten nur schwer beeinflussbar. Hier bietet sich die Homöopathie besonders an.

Folgende homöopathische Arzneien können unterstützend und lindernd zur Anwendung kommen:

Arznei	Beschreibung	Dosierung
Belladonna	Im Anfangsstadium, hohl-bellender Husten, Würgen, rotes Gesicht.	3 x täglich 3 Globuli D12
Drosera	Trockener, bellender Husten mit heftigen Salven, Erbrechen beim Husten, hält sich die Brust. Oft nachts auftretend.	3 x täglich 3 Globuli D12
Ipecacuanha	Husten mit heftigem Erbrechen.	3 x täglich 3 Globuli D12
Pulsatilla	Weinerlich, Hitze und warme Luft verschlimmern, besser an der frischen Luft, Würgen und Erbrechen.	3 x täglich 3 Globuli D12
Pertussinum	Seit längerer Zeit bestehende, immer wiederkehrende, typische Hustenanfälle, die sich einfach nicht bessern wollen **(bitte zum Arzt gehen!).**	Einmalig 3 Globuli in der D30 verabreichen

Wiederkehrende obstruktive Bronchitis, Asthma bronchiale

Im Fall einer wiederkehrenden obstruktkiven Bronchitis ist eine genaue medizinische Diagnosestellung vor der Therapie besonders wichtig (Lungenfunktionsuntersuchung, ggf. Allergiediagnostik u.a.). Es empfiehlt sich, anschließend eine begleitende konstitutionelle Therapie bei einem homöopathischen Therapeuten durchzuführen. Da es sich um eine komplexe chronische Erkrankung handelt, ist eine Selbstbehandlung nicht sinnvoll.

Blasenentzündung und Bettnässen

Blasenentzündung

Bei der Blasenentzündung handelt es sich um eine bakterielle Infektion der harnableitenden Wege (Harnblase und Harnröhre). Die Kinder haben brennende Schmerzen beim Wasserlassen und Harndrang. Der Urin kann unauffällig, aber auch trübe verfärbt, übel riechend oder sogar blutig sein.

Einfache Blasenentzündungen lassen sich homöopathisch und naturheilkundlich gut behandeln. Bei stärkeren Beschwerden (trüber oder blutiger Urin, starke Schmerzen, Fieber) kann eine Nierenbeckenentzündung vorliegen, die unbedingt antibiotisch behandelt werden sollte, damit die Nieren keine bleibenden Schäden davontragen.

Wenn das Kind entsprechende Symptome hat, sollte unbedingt ein Arzt aufgesucht werden, um den Urin genau zu untersuchen. Ein Urinstix (Streifentest) ist ein einfacher Test und gibt ausreichend Aufschluss über die Entzündung. Eine Urinkultur verrät bei komplizierten Infekten, um welche Bakterien es sich handelt. Falls eine Antibiotika-Therapie nötig sein sollte, kann die wirksame Arznei hierüber ausgetestet werden.

Ein besonderes Problem sind chronische oder rezidivierende (immer wiederkehrende) Blasenentzündungen ohne erkennbare organische Ursache. Hier sollte eine konstitutionelle homöopathische Behandlung zur Kräftigung der Immunabwehr durchgeführt werden.

Einfache Selbsthilfemaßnahmen für ältere Kinder:

- Mit Vitamin-C-Pulver angesäuerte Fruchtsäfte (1 Messerspitze Vitamin C auf 1 Glas) säuern den Urin an und schaffen damit in den Harnwegen ein Klima, in dem die Bakterien sich nicht wohlfühlen.
- Preiselbeersaft kann bei wiederkehrenden Harnwegsinfekten einer neuen Entzündung vorbeugen.

- Nieren-Blasentees mit Schachtelhalm, Brennnessel und Goldrute spülen die Blase und wirken gegen die Keime. Sie schmecken aber auch gesüßt nicht besonders gut und werden von den Kindern häufig abgelehnt. Sie sollten nicht länger als 2 Wochen und nur von größeren Kindern getrunken werden.

Folgende homöopathische Arzneien können bei Blasenentzündung unterstützend und lindernd zur Anwendung kommen:

Arznei	Beschreibung	Dosierung
Cantharis	Das Arzneimittel der ersten Wahl bei Blasenentzündung, starkes Brennen, lokale Wärme über der Blase/ dem Bauch bessert.	Bis zu 3 x täglich 3 Globuli D12
Dulcamara	Nach Erkältung und Durchnässung, Sitzen auf kalter Unterlage.	Bis zu 3 x täglich 3 Globuli D12
Sarsaparilla	Blasenentzündung mit starken Schmerzen. Blutiger Urin und Schmerzen beim Wasserlassen vor allem am Schluss mit den letzten Tropfen.	Bis zu 3 x täglich 3 Globuli D12
Apis	Brennen und Stechen im Blasenbereich, die Kinder sind durstlos und matt.	Bis zu 3 x täglich 3 Globuli D12
Belladonna	Plötzlicher Beginn mit hohem Fieber und heißem Kopf, die Blase ist erschütterungs- und berührungsempfindlich.	Bis zu 3 x täglich 3 Globuli D12
Pulsatilla	Nach Unterkühlung der Füße, milde und weinerliche Kinder mit Verlangen nach frischer Luft und Durstlosigkeit.	Bis zu 3 x täglich 3 Globuli D12

Bettnässen

Bei Schulkindern kann nächtliches Einnässen (Bettnässen) eine erhebliche seelische Belastung darstellen. Die Ursachen sind sehr vielfältig. Am besten wird das Problem mit dem Kinderarzt oder dem homöopathischen Arzt besprochen. Während bei den meisten Kindern psychische Ursachen oder funktionelle Störungen vorliegen, sollten zu Beginn der Behandlung dennoch organische Grunderkrankungen als Ursache einer Enuresis ausgeschlossen werden: Dazu zählen Anfallsleiden, Nervenleiden, Fehlbildungen der Nieren, der Harnleiter, der Blase oder der Harnröhre u. a.

Neben verschiedenen Therapiemöglichkeiten („Sonne-und-Wolken-Kalender", gezielte Verhaltensmaßnahmen, Klingelmatte usw.) kann eine homöopathische Behandlung ein Teil der Behandlungsstrategie sein. Im Idealfall sollte nach einem ausführlichen Gespräch mit dem Arzt ein passendes, homöopathisches Konstitutionsmittel verabreicht werden.

Die im Folgenden beschriebenen Arzneien sind häufig bei Enuresis eingesetzte Mittel. Sollte sich innerhalb von 2–3 Wochen keine Änderung zeigen, sollte aber ein homöopathischer Arzt hinzugezogen werden.

Arznei	Beschreibung	Dosierung
Equisetum hyemale	Nächtliches Einnässen, besonders im ersten Schlaf, Blasenreizung; bewährtes Mittel, wenn keine besonderen Anhaltspunkte für andere Arzneien vorliegen.	2 x täglich 3 Globuli D12
Causticum	Unbemerktes Einnässen nachts kurz nach dem Schlafengehen, aber auch tagsüber, z. B. beim Husten oder Umherlaufen; Blasenschwäche; sensible, ängstliche, mitleidige Kinder.	2 x täglich 3 Globuli D12

Kreosotum	Nächtliches Einnässen, besonders im ersten Schlaf, schwer erweckbar; träumt vom Urinieren, wacht auf, erreicht aber das Klo nicht mehr rechtzeitig; hochgewachsene, launische, reizbare Kinder, Zahnungsbeschwerden.	2 x täglich 3 Globuli D12
Dulcamara	Folgen von Durchnässung und Unterkühlung; häufiges Urinieren, stinkender Urin, unfreiwilliger Harnabgang durch Blasenschwäche.	2 x täglich 3 Globuli D12

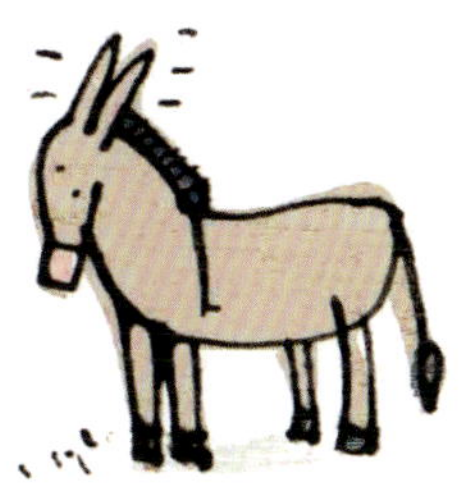

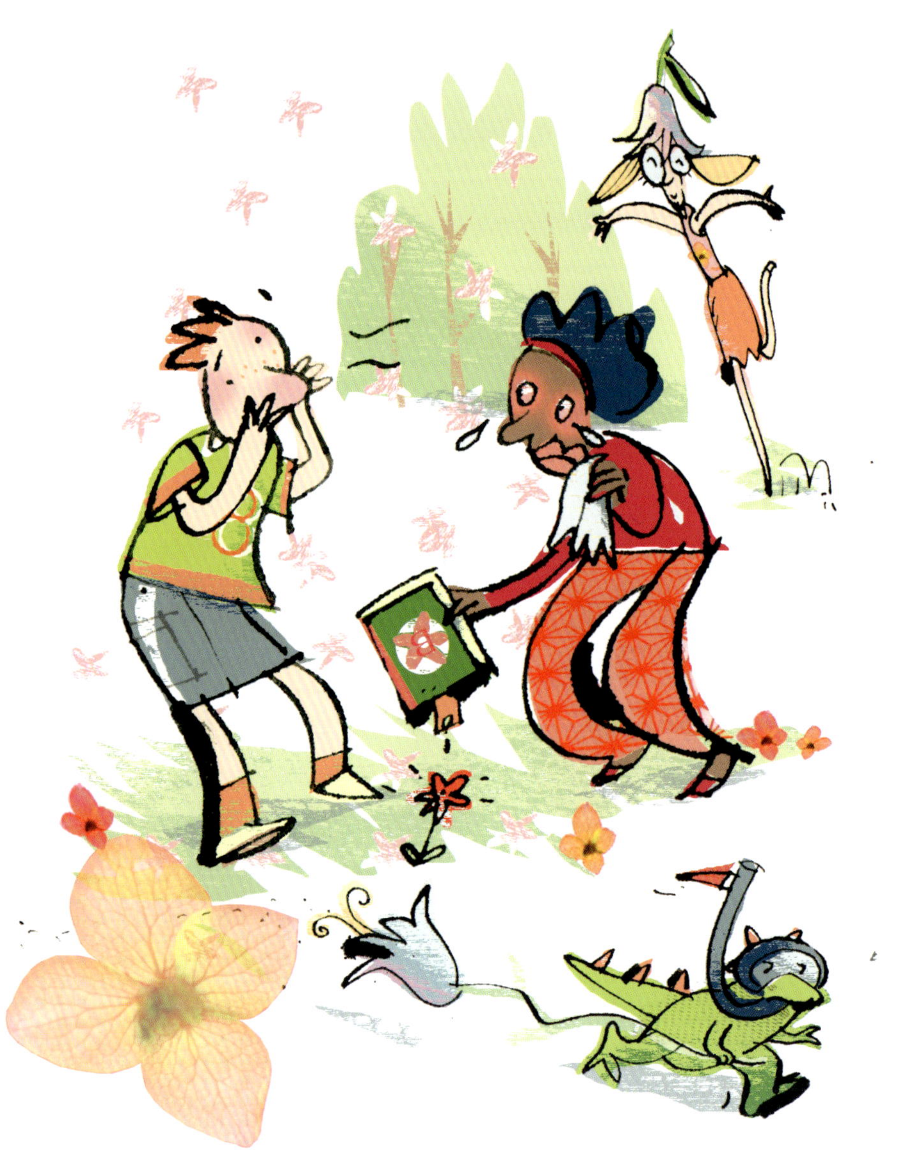

Allergien und Hauterkrankungen

Allergien, z. B. auf Nahrungsmittel, Hausstaubmilben oder Tierhaare, sollten begleitend von einem erfahrenen homöopathischen Arzt behandelt werden. Von der Selbstmedikation ist eher abzuraten. Bei einer Tierhaarallergie (Hund, Katze u. a.) kann versuchsweise Galphimia glauca D6 3 x täglich über 4–6 Wochen eingesetzt werden.

Heuschnupfen

Beim Heuschnupfen reagiert das Immunsystem überschießend durch eine entzündliche Reaktion der Schleimhäute auf Pollen. Leichtere Beschwerden wie Augenjucken, Niesreiz und Fließschnupfen können homöopathisch behandelt werden:

Arznei	Beschreibung	Dosierung
Euphrasia	Brennen in den Augen, wundmachende Tränen, Bindehautentzündung mit Lichtscheu, Schnupfen mit viel Niesen, mildes Sekret aus der Nase.	Bis zu 3 x täglich 3 Globuli D12
Allium cepa	Wundmachender Fließschnupfen, Oberlippe entzündet, heftiges Niesen, mildes Sekret aus den Augen. Der Schnupfen wird schlimmer im warmen Zimmer und bessert sich an der frischen Luft.	Bis zu 3 x täglich 3 Globuli D12
Nux vomica	Furchtbares Niesen, heftiger Schnupfen schon morgens beim Aufstehen, tagsüber Fließschnupfen, nachts verstopfte Nase; die verstopfte Nase fängt im warmen Zimmer an zu laufen, was erleichtert; ungeduldig, neigt zu Zorn.	Bis zu 3 x täglich 3 Globuli D12

Arsenicum album	Brennender, wässriger Schnupfen, tropft ständig aus der Nase, wunde Stellen in der Nase und an den Lippen; die Beschwerden bessern sich in warmen Räumen und verschlimmern sich beim Einatmen kalter Luft.	Bis zu 3 x täglich 3 Globuli D12
Apis	Stark verschwollene Augen, Brennen in den Augen, Verlangen nach kalten Anwendungen, wässriger Schnupfen und Tränenfluss, Urtikaria (Nesselsucht).	Bis zu 3 x täglich 3 Globuli D12
Galphimia glauca	Starker Fließschnupfen, viel Niesen, heftiges Tränen der Augen, gerötete Bindehäute, Juckreiz.	Bis zu 3 x täglich 3 Globuli D12
Luffa	Stockschnupfen, trockene, empfindliche Nasenschleimhäute, Krusten in der Nase. Verschlimmerung durch trockene Zimmerluft und Besserung im Freien. Viel Niesen. Wechsel zwischen Nasennebenhöhlenentzündung und Bronchitis.	Bis zu 3 x täglich 3 Globuli D12

Die homöopathischen Arzneien Galphimia glauca, Luffa und Cardiospermum sind auch als Komplexmittel in Tablettenform erhältlich (DHU Heuschnupfenmittel®). Dieses Mittel kann bei unspezifischen, leichteren Symptomen helfen.

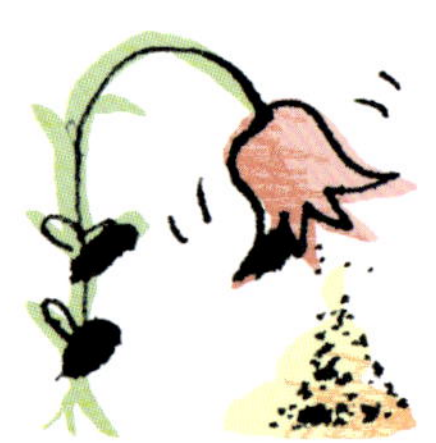

Urtikaria (Nesselsucht)

Die Urtikaria tritt plötzlich auf und zeigt sich in Form von typischen Quaddeln auf der Haut (das Bild erinnert an Flecken, die beim Laufen durch Brennnesseln entstehen, daher auch „Nesselsucht" genannt). Wenn zahlreiche Flecken am ganzen Körper auftreten, Atembeschwerden (Husten und Kurzatmigkeit) oder Schwellungen der Augenlider hinzukommen, sollte so schnell wie möglich ärztlicher Rat eingeholt werden – hier handelt es sich um einen **medizinischen Notfall**, die konventionelle Therapie besteht in der Verabreichung von Antihistaminika (gegen die allergische Reaktion wirksame Medikamente), Kortison (Tabletten, Zäpfchen) bis hin zu intensivmedizinischen Maßnahmen bei Schockgefahr. Wenn eine Urtikaria häufiger auftritt, sollte versucht werden, die auslösende Ursache zu finden (Nahrungsmittel, Pflanzen, Tierhaare, Medikamente u. a.).

Bei einer leichten Urtikaria können begleitend folgende homöopathische Arzneien eingesetzt werden:

Arznei	Beschreibung	Dosierung
Apis	Große Quaddeln, können an allen Hautregionen auftreten. Starke Rötung und Schwellung, die Quaddeln sehen pinkfarben, wässrig und prall aus; starker Juckreiz, stechende Schmerzen, beginnende Schwellung der Lider.	3 Globuli D12 mehrmals hintereinander geben
Urtica urens	Viele kleine Quaddeln wie nach dem Laufen durch Brennnesseln, starker Juckreiz.	3 Globuli D12 mehrmals hintereinander geben

Neurodermitis

Die Neurodermitis (atopische Dermatitis) hat viele verschiedene Ursachen (multifaktoriell). Daher sollte auch die Behandlung auf viele verschiedene Probleme und Bereiche des Patienten Rücksicht nehmen. Die homöopathische Behandlung sollte von einem erfahrenen homöopathischen Arzt vorgenommen werden, von der Selbstmedikation ist abzuraten, da die richtige Mittelwahl schwierig ist.

Eine homöopathische Neurodermitis-Therapie erfordert von allen Beteiligten etwas Geduld, aber häufig lohnt sie sich langfristig. Ein Problem der Behandlung mit Salben ist, dass bei allergischer Konstitution theoretisch durch alle Salben eine Allergie oder Unverträglichkeit ausgelöst werden kann, also auch gegen naturheilkundliche Salben, selbst gegen Calendula.

Auf Kortison oder Pimecrolimus (Elidel®) kann unter homöopathischer Therapie und der unten genannten Hautpflege in der Regel verzichtet werden.

Auch Klimakuren, z. B. am Meer oder in den Bergen, haben sich bewährt.

Im Allgemeinen hat sich folgendes Vorgehen zur Hautpflege bewährt:

- **Nässendes, klebriges, gerötetes Ekzem:**
  Mehrfach täglich mit Zinnkrauttee (Equisetum arvense, 1 EL pro Liter Wasser) abtupfen, alternativ geht auch Schwarzer Tee (2 EL pro Liter Wasser) oder Viola tricolor-Tee (Stiefmütterchen, 3 EL pro Liter Wasser); diese Tees enthalten Gerbstoffe und fördern die Austrocknung. **Achtung:** Sofort aufhören, wenn die Haut abgeblasst ist und trocken wird.
- **Trocken und stark gerötetes, stark juckendes Ekzem:**
  Cardiospermum-Salbe (Halicar®) 3 x täglich auftragen.
- **Trockenes und sehr schuppiges Ekzem:**
  Mahonia-Salbe (Rubisan®) 1–2 x täglich auftragen.
- **Wenig trocken, guter Hautzustand:**
  Dauertherapie, z. B. mit Linola® oder Linola® Fett.
- **Krusten:**
  Krusten können mit Olivenöl betupft und allmählich gelöst werden.
- **Risse an den Ohrläppchen:**
  Durch einmal tägliches Betupfen mit frisch aufgefangenem Morgenurin (sauberes Glas) sind schlecht heilende Risse in wenigen Tagen verschwunden.

Warzen

Warzen sollten äußerlich in Ruhe gelassen werden, sofern sie nicht stören. Unter konstitutioneller homöopathischer Behandlung heilen sie häufig gut ab. Hierzu sollte ein homöopathischer Therapeut aufgesucht werden.

Fußpilz

Nicht jedes Kind bekommt Fußpilz: Dazu muss eine bestimmte, angeborene Neigung oder eine vorübergehende Abwehrschwäche vorhanden sein.

Bei Neigung zu Fußpilz sollte man auf eine gute Desinfektion im Schwimmbad achten und die Füße sehr gründlich – inklusive Zehenzwischenräume – abtrocknen. Eine homöopathische Selbstbehandlung ist schwierig und wird nicht empfohlen. Bei wiederkehrendem Fußpilz sollte daher eine konstitutionelle homöopathische Therapie eingeleitet werden.

Magen-Darmbeschwerden

Durchfall

Durchfall kommt häufig bei Kindern vor und ist meist durch einen Virusinfekt bedingt. Nicht nur bei Kleinkindern, auch im Schulalter kann es bei heftigem Durchfall zur inneren Austrocknung durch Flüssigkeitsverluste kommen. Die Kinder sollten also viel trinken.

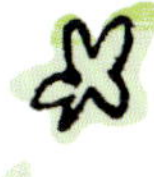

Bei Austrocknung, Erschöpfung, zunehmender Mattheit oder Unsicherheit bei der Einschätzung des Schweregrads sollte eine Kinderklinik aufgesucht werden.

Einige Selbsthilfemaßnahmen:

- Für Kinder hat sich das Trinken der so genannten WHO-Lösung bewährt, die in jeder Apotheke erhältlich ist (z. B. Oralpädon® 240, Infectodiarrstop LGG®). Falls eine trinkfertige Lösung nicht verfügbar ist, kann auch notfalls folgende Rezeptur verwendet werden: 1 Liter Wasser oder Tee + 1 Tasse Orangensaft + 8 gestrichene Teelöffel Zucker + 1 gestrichener Teelöffel Kochsalz + 1 Teelöffel Backpulver oder Natron.
- Bei Durchfall eignen sich als Schonkost gedünstetes Gemüse, gekochter Reis oder geriebener Apfel (ohne Schale und Gehäuse).
- Auch Luvos® Heilerde kann die Abheilung unterstützen und in den Apfelbrei eingemischt werden.
- Bei sich über mehrere Tage hinziehender Durchfallerkrankung ist die Einnahme von Lactobacillus GG (LGG) zu empfehlen.

Bei Durchfall können folgende homöopathische Arzneien unterstützend und lindernd zur Anwendung kommen:

Arznei	Beschreibung	Dosierung
Sulfur	Faulig-schweflig riechender Durchfall, Hitzigkeit, Schwitzen, Durchfall nach Antibiotika.	3 x täglich 3 Globuli D12
Arsenicum album	Brennende, wässrige Durchfälle, Reizung des Anus, große Erschöpfung, Brechdurchfall, durstig auf kaltes Wasser, aber Erbrechen nach Trinken.	3 x täglich 3 Globuli D12
Bryonia	Das Kind möchte ganz ruhig liegen und sich nicht bewegen, jede Bewegung ruft Durchfall hervor.	3 x täglich 3 Globuli D12

Chamomilla	Der Stuhl sieht aus wie „Rührei mit Spinat" und riecht nach verfaulten Eiern. Das Kind ist unzufrieden und reizbar, zornig, eine Qual für alle.	3 x täglich 3 Globuli D12
Ipecacuanha	Akuter Brechdurchfall, das Erbrechen bessert den Zustand aber nicht. Koliken und Krämpfe um den Nabel, Schwäche und Blässe.	3 x täglich 3 Globuli D12
Podophyllum	Massive Wasserstühle „wie aus einem Hydranten", die sich explosionsartig entleeren. Massives Gluckern im Darm.	3 x täglich 3 Globuli D12
Colocynthis	Krampfartige Bauchschmerzen, die durch Zusammenkrümmen gebessert werden.	3 x täglich 3 Globuli D12
Pulsatilla	Jeder Stuhl sieht anders aus, Unverträglichkeit gegen Wärme, Durstlosigkeit trotz Flüssigkeitsverlust, nach fettigen Speisen und Eis.	3 x täglich 3 Globuli D12
Acidum phosphoricum	Schwächender Durchfall, das Kind ist blass, müde und hat dunkle Ringe um die Augen. Durchfall nach Kummer.	3 x täglich 3 Globuli D12
Ferrum phosphoricum	Wässrige und unverdaute schmerzlose Durchfälle in Sommer und Herbst.	3 x täglich 3 Globuli D12
Okoubaka	Reisedurchfall, Lebensmittelvergiftung, ungewohnte Speisen.	3x täglich 3 Globuli D12, alternativ auch 3 x täglich D3 als Tablette möglich
Mercurius solubilis	Schwerer Verlauf mit Entzündung der Darmwand, schleimig-stinkende Durchfälle, Nachtschweiße **(bitte zum Arzt!)**.	3 x täglich 3 Globuli D12

Erbrechen

Kinder leiden immer wieder unter Magen-Darminfekten mit anhaltendem Erbrechen.

Bei unklarer Ursache, schlechtem Allgemeinzustand oder sonstigen Begleitbeschwerden sollte unbedingt ein Arzt hinzugezogen werden.

Unkompliziertes Erbrechen lässt sich gut auch zu Hause behandeln. Trotz des Erbrechens sollte das Kind immer wieder versuchen, kleine Schlucke zu trinken.

Folgende homöopathische Arzneien können unterstützend und lindernd zur Anwendung kommen:

Arznei	Beschreibung	Dosierung
Tabacum	Wichtiges Mittel bei Magen-Darminfekten, unerträglicher Übelkeit, Kaltschweißigkeit, Erbrechen, Verlangen nach frischer Luft.	2–3 x täglich 3 Globuli D12
Ipecacuanha	Heftigste Übelkeit mit Erbrechen nach jeder Nahrungsaufnahme. Das Erbrechen erleichtert nicht, die Übelkeit und Elendigkeit bleiben bestehen. Speichelfluss.	2–3 x täglich 3 Globuli D12
Arsenicum album	Meist Brechdurchfall, die Speisen werden erbrochen, sobald sie den Magen erreichen. Durstig, trinkt ständig kleine Schlucke Wasser. Fösteligkeit, Erschöpfung, Unruhe und Ängstlichkeit, brennende Empfindungen.	2–3 x täglich 3 Globuli D12

Nux vomica	Die Kinder sind gereizt, der Magen ist gereizt, nach Ärger und Zorn, frostige Kinder. Erbrechen nach zu viel Süßigkeiten.	2–3 x täglich 3 Globuli D12
Phosphorus	Das Erbrechen erfolgt verzögert, wenn die Speisen im Magen angewärmt wurden. Durstig, Hitzewallungen, einfühlsame und phantasievolle Kinder.	2–3 x täglich 3 Globuli D12
Pulsatilla	Erbrechen nach fettreichen Speisen, weinerliche Kinder mit Abneigung gegenüber Wärme und Verlangen nach frischer Luft.	2–3 x täglich 3 Globuli D12
Bryonia	Magen-Darminfektion, Erbrechen verursacht durch die geringste Bewegung.	2–3 x täglich 3 Globuli D12
Okoubaka	Nahrungsmittelvergiftung, Erbrechen auf Auslandsreisen, Erbrechen nach Antibiotika.	2–3 x täglich 3 Globuli D12, alternativ auch 3 x täglich D3 als Tablette möglich.

Bauchschmerzen

Bauchschmerzen gehören zu den häufigen Beschwerden im Schulalter. Oft steckt eine Verstopfung dahinter, aber es kann auch viele andere Ursachen geben, die abzuklären sind – inklusive psychosomatischer Beschwerden (siehe auch Kapitel „Montagmorgenbauchschmerz“).

Bei starken oder anhaltenden Bauchschmerzen sollte zunächst eine entsprechende Diagnostik durchgeführt werden, um eine schwerwiegende organische Ursache wie zum Beispiel eine Blinddarmentzündung auszuschließen. Daher ist ein Arztbesuch bei neu aufgetretenen Bauchschmerzen immer sinnvoll und unbedingt anzuraten.

Auf keinen Fall sollten dem Kind Schmerzmittel verabreicht werden, bevor eine genaue Diagnose gestellt ist, denn dadurch kann der klinische Verlauf verschleiert und die Diagnose erschwert werden.

Fragen, die für den Arzt wichtig sind:

- Seit wann bestehen die Beschwerden?
- Wie sieht der Stuhlgang aus?
- Liegen Durchfall oder Erbrechen vor?
- Liegt Fieber vor?
- Liegt eine Verstopfung vor?
- Ist der Bauch weich oder hart?
- Sind andere Familienmitglieder oder Schulkameraden ebenfalls erkrankt?
- Könnte das Kind an Würmern leiden (Stuhlgang ansehen)?
- Treten die Beschwerden in Zusammenhang mit dem Essen oder bestimmten Nahrungsmitteln auf (Kalender führen)?

Wenn geklärt ist, wodurch die Bauchschmerzen hervorgerufen wurden, kann eine gezielte homöopathische Therapie bei einem Arzt durchgeführt werden.

Verstopfung (Obstipation)

Viele Kinder leiden unter Verstopfung. Während bei gestillten Säuglingen ein fehlender Stuhlgang für bis zu 14 Tage noch als normal angesehen werden kann, gilt für Schulkinder: Dreimal Stuhlgang pro Woche ist noch in Ordnung, wenn keine Beschwerden dabei auftreten.

Grundsätzlich sollte immer erst gefragt werden, ob es Ursachen für die Verstopfung gibt:

- Bewegt sich das Kind ausreichend (Sport, Toben etc.)?
- Trinkt es genug?
- Isst es genügend Ballaststoffe (Vollwerternährung, Obst, Gemüse)?

Eine chronische Verstopfung sollte ernst genommen und vom Kinderarzt diagnostisch abgeklärt werden, da sich dahinter manchmal auch andere Krankheiten verbergen.

Bei einer ganz akuten und schlimmen Verstopfung muss eventuell durch einen Microlax® (Kinderarzt) nachgeholfen werden, um den Darm rasch zu entleeren und Entlastung herbeizuführen. Langfristig wird die chronische Verstopfung durch ballaststoffreiche und vollwertige Ernährung, Trinkmenge und Bewegung behandelt. Auch ein „Toilettenrhythmus" hilft: das Kind täglich zur gleichen Zeit auf die Toilette setzen, um so einen Rhythmus zu erreichen.

Die empfohlenen Trinkmengen für Kinder pro Tag sind abhängig vom Alter:

- 4–9 Jahre: ca. 1000 ml
- 10–12 Jahre: ca. 1200 ml
- 13–14 Jahre: ca. 1300 ml

Ernährungsempfehlungen bei Obstipation

Wenn Kinder zu Verstopfung neigen, sollten sie folgende Lebensmittel eher bevorzugen oder meiden:

Bevorzugt werden sollten...

- viel Flüssigkeit (Wasser, Obstsäfte)
- Obst, Gemüse, Suppen
- Vollkornbrot, Frischkornbreie, Müsli, Weizenkleie
- Butter, Olivenöl
- Honig, Backpflaumen

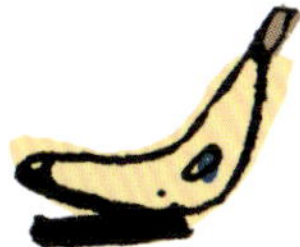

Weniger gegessen werden sollten...

- Fleisch, Wurst, Schinken
- Joghurt, Milch
- fettreicher Käse, Eier

Eher gemieden werden sollten...

- Bananen und rote Äpfel
- Magermilch, Quark, Magerkäse
- Weißbrot, Brezen, Kuchen, Gebäck
- weiße Nudeln, Reis
- Kakao, Schokolade, Eis, Marzipan, Pralinen, Pudding

Folgende Homöopathische Arzneien können unterstützend zur Anwendung kommen:

Arznei	Beschreibung	Dosierung
Nux vomica	Unzureichende Stuhlentleerung trotz Stuhldrang. Die Kinder sind reizbar und zänkisch. Dunkler und harter Stuhl. Verstopfung während der Zahnung. Folgen von Medikamenten, Risse am After.	2 x täglich 3 Globuli D12
Alumina	Harter, trockener und kugeliger Stuhl, trockene Schleimhäute, vergebliches Pressen. Reiseverstopfung.	2 x täglich 3 Globuli D12
Silicea	Verstopfung bei blassen, mageren und frostigen Kindern, der Stuhl „schlüpft" zurück. Zu schwach zum Pressen. Stuhlverhalten aus Angst vor Schmerzen. Risse am After.	2 x täglich 3 Globuli D12

Calcium carbonicum	Verstopfung bei schlaffen, rundlichen und zufriedenen Kindern mit schwitzigem Kopf und zögerlicher Entwicklung. Stühle riechen sauer. Dicker Bauch. Kinder lieben Eier und Süßigkeiten, mögen keine Milch.	2 x täglich 3 Globuli D12
Natrium muriaticum	Trockener Stuhl bei zurückhaltenden und müden Kindern, Hals abgemagert, Verlangen nach Salz. Verstopfung nach stillem Kummer. Bröckelige Stühle, Risse und Brennen am After.	2 x täglich 3 Globuli D12
Sulfur	Der After ist rot, wund und schmerzhaft, der Stuhl wird aus Schmerz zurückgehalten.	2 x täglich 3 Globuli D12

Nahrungsmittelunverträglichkeit

Das Vorliegen einer Nahrungsmittelunverträglichkeit ist in den meisten Fällen recht schwierig zu diagnostizieren. Falls als wahrscheinliche Ursache für die Bauchschmerzen eine solche Unverträglichkeit in Frage kommt, kann das folgende, in solchen Situationen sehr bewährte Mittel ausprobiert werden:

Arznei	Beschreibung	Dosierung
Okoubaka	Wiederkehrende Bauchschmerzen nach bestimmten Nahrungsmitteln, unregelmäßiger Stuhlgang (leichter Durchfall oder Verstopfung). Wirkt entgiftend und ausleitend.	2 x täglich 3 Globuli D12 über 2 Wochen

Anschließend ist eine konstitutionelle homöopathische Therapie zu empfehlen.

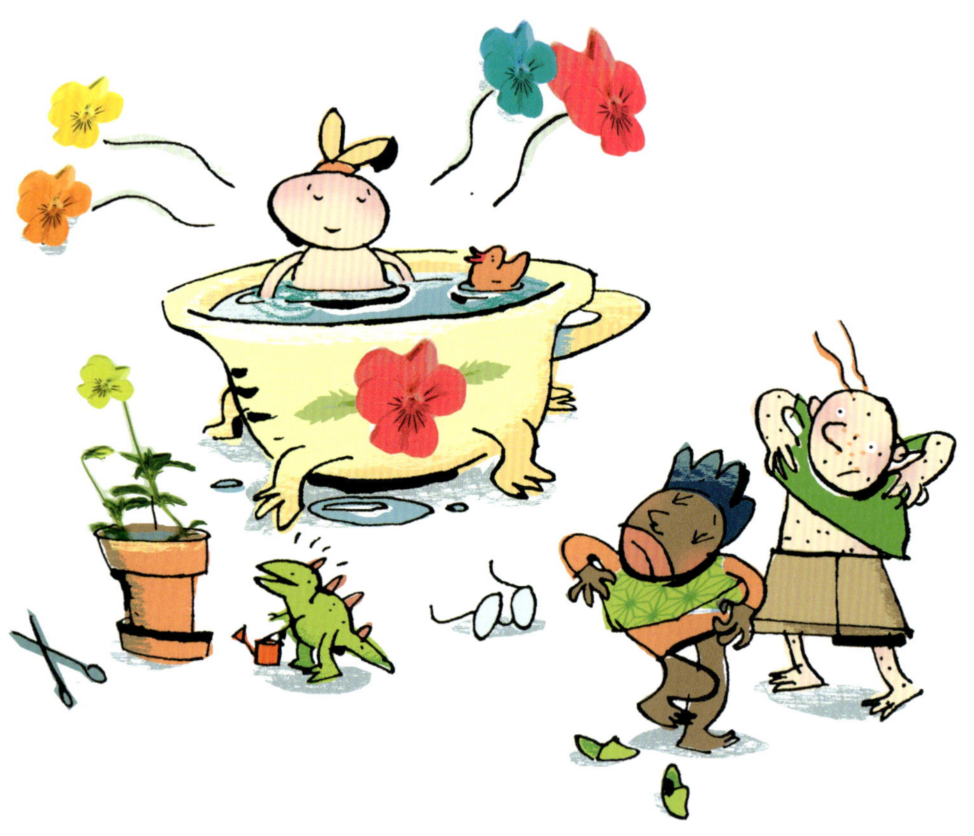

Kinderkrankheiten

Windpocken

Windpocken sind eine Virusinfektion (Varizella zoster-Virus), die bei guter Abwehrlage (Immunsystem) der Kinder harmlos und ohne Komplikationen verläuft. Nur bei Kindern mit einer Immunschwäche (nach Transplantation eines Organs, unter Kortisonbehandlung, bei Krebserkrankungen u. a.) ist die Krankheit gefährlich.

Windpocken sind extrem ansteckend und können sich auch über einige Distanz von Mensch zu Mensch ausbreiten. Sie sind dadurch erkennbar, dass auf der Haut erbsengroße Bläschen mit wässrigem Inhalt aufbrechen und sich über den ganzen Körper ausbreiten, eventuell auch an den Schleimhäuten von Mund und Genitalien. Die Bläschen jucken, so dass sich die Kinder aufkratzen und sich kleine Krusten und Wunden bilden. Diese können sich verunreinigen und entzünden.

Selten kann es zu Komplikationen wie einer Gehirnentzündung (Enzephalitis) kommen. Seit vielen Jahren wird offiziell eine Impfung standardmäßig empfohlen, deren Sinnhaftigkeit für ansonsten gesunde Kinder aber selbst unter Kinderärzten sehr umstritten ist. Windpocken hinterlassen eine lebenslange Immunität, man kann die Erkrankung also nur einmal durchmachen. Allerdings kann im späteren Lebensalter die so genannte „Gürtelrose“ (Zoster) auftreten. Diese ist einem Wiederaufflackern des Infektes zuzuschreiben.

Die Kinder sollten erst nach Abheilung der Bläschen wieder in die Schule gehen, da sie erst dann nicht mehr ansteckend sind. Die Behandlung sollte in Absprache mit dem homöopathischen Arzt erfolgen. Die Erkrankung an Windpocken ist meldepflichtig und muss dem zuständigen Gesundheitsamt mitgeteilt werden.

Selbsthilfemaßnahmen bei Windpocken:

- Die akut brennenden Bläschen und die Wunden können mit Combudoron® Gel (Weleda) betupft und gekühlt werden.
- Offene, gereizte und wunde Stellen können mit Stiefmütterchentee (Viola tricolor) abgetupft werden.

Folgende homöopathische Arzneien können unterstützend und lindernd zur Anwendung kommen:

Arznei	Beschreibung	Dosierung
Antimonium tartaricum (= Tartarus emeticus, Tartarus stibiatus)	Hauptmittel bei Windpocken und Bronchitis.	Bis zu 3 x täglich 3 Globuli D12
Rhus toxicodendron	Die wichtigste Arznei gegen den Juckreiz. Sollte bei Blasenbildung gegeben werden. Kinder sind ruhelos und haben einen Bewegungsdrang.	Bis zu 3 x täglich 3 Globuli D12
Mercurius solubilis	Bei schlecht heilenden Wunden **(bitte zum Arzt gehen!)**. Speichelfluss und Nachtschweiß.	Bis zu 3 x täglich 3 Globuli D12

Masern

Die Masern sind eine klassische Kinderkrankheit, die heutzutage in erster Linie bei ungeimpften Kindern und jungen Erwachsenen auftritt. In den meisten Fällen verlaufen die Masern ungefährlich und komplikationslos, allerdings können sich die älteren Kinderärzte auch noch an die schweren Verläufe mit Lungenentzündungen oder Enzephalitis erinnern. Nach Einführung der Regelimpfung ist die Erkrankung selten geworden. Die ältere Ärztegeneration war daher über die

Möglichkeit der Masernimpfung dankbar. Ob gegen Masern oder andere Kinderkrankheiten geimpft wird, obliegt der Entscheidung der Eltern und wird seit Jahren wegen möglicher Nebenwirkungen oder Folgeerkrankungen unter kritischen Eltern immer wieder diskutiert.

Nach einer Inkubationszeit von 8–12 Tagen kommt es zunächst zu grippeähnlichen Symptomen mit Fieber, dann treten Bindehautentzündung und entzündliche Schwellungen der Schleimhäute von Mund, Nase und Rachen auf, schließlich entwickeln sich Husten und Heiserkeit, und das Gesicht sieht aufgequollen aus. Am 14. Tag nach Ansteckung beginnt dann hinter den Ohren meist der großfleckige rote Hautausschlag, der sich über das Gesicht zum Rumpf und zu Armen und Beinen ausbreitet. Dabei kann hohes Fieber auftreten. Die Hautflecken verschwimmen miteinander. Schließlich blasst der Hautausschlag wieder ab, und das Kind erholt sich allmählich.

Das Kind sollte sich zu Hause im Bett erholen, viel Ruhe haben und viel trinken. Die Kinder sind ansteckend und sollten bis mindestens 5 Tage nach Auftreten des Hautausschlages nicht in die Schule gehen. Medikamentöse, fiebersenkende Maßnahmen sollten vermieden werden. Die Erkrankung hinterlässt eine vorübergehende Immunschwäche über mindestens 6 Wochen.

Die Behandlung erfolgt am besten in Absprache mit dem Kinderarzt oder homöopathischen Arzt.
Bereits der Verdacht auf das Vorliegen von Masern ist meldepflichtig und muss dem zuständigen Gesundheitsamt mitgeteilt werden.

Einfache Selbsthilfemaßnahmen:

- Euphrasia Augentropfen gegen die Bindehautentzündung (pflanzlich)
- Spülung der Nase mit 0,9 % Kochsalzlösung mehrmals täglich (siehe Kapitel „Schnupfen")
- Salbeitee zur Rachen- und Mundspülung mehrmals täglich
- Thymiantee bei verschleimten Bronchien
- Efeuextrakt bei trockenem Husten (z. B. Prospan®)
- Zwiebelwickel bei Ohrenschmerzen (siehe S. 29)
- Zitronenwickel bei Halsschmerzen (siehe S. 24)

Folgende homöopathische Arzneien können unterstützend und lindernd zur Anwendung kommen:

Arznei	Beschreibung	Dosierung
Aconitum	Zu Beginn der Krankheit, wenn die Masern noch nicht diagnostiziert sind, plötzliches und heftig einsetzendes Fieber, Heiserkeit, Symptome des grippalen Infektes.	3 x täglich 3 Globuli D12
Belladonna	Im Stadium der Schleimhautentzündung, Schwellung und bei hohem Fieber, Bellhusten, Schwitzen, trockene Schleimhäute, Bindehautreizung, pulsierende Kopfschmerzen, Lichtscheue.	3 x täglich 3 Globuli D12
Pulsatilla	Das Kind ist durstlos, leidet unter trockenen Schleimhäuten, hat eine Abneigung gegen Wärme, ist weinerlich und anlehnungsbedürftig.	2–3 x täglich 3 Globuli D12
Euphrasia	Tränende und sehr gereizte Augen und Augenlider, Bindehautentzündung.	2–3 x täglich 3 Globuli D12

Gelsemium	Lähmungsartige Schwäche des Kindes, Benommenheit, Durstlosigkeit.	2–3 x täglich 3 Globuli D12
Ferrum phosphoricum	Nasenbluten bei Fieber, Ohrenschmerzen.	2–3 x täglich 3 Globuli D12
Bryonia	Bewegung verschlimmert, das Kind will nur seine Ruhe und sich nicht bewegen, massive Trockenheit der Schleimhäute mit Durst.	2–3 x täglich 3 Globuli D12
Antimonium tartaricum (= Tartarus emeticus, Tartarus stibiatus)	Bronchitis, Rasseln über Lunge.	2–3 x täglich 3 Globuli D12
Zincum metallicum	Wenn nach dem Hautausschlag Müdigkeit, Konzentrationsstörungen, Schlafstörungen, Appetitlosigkeit und ähnliche Anzeichen der Schwächung bestehen.	2–3 x täglich 3 Globuli D12

Mumps

Bei Mumps liegt eine Virusinfektion mit dem Mumpsvirus (Paramyxovirus) vor. Nach einer Inkubationszeit von 2–3 Wochen kommt es zu der typischen Schwellung der Ohrspeicheldrüse (Schwellung vor den Ohren, wie „Hamsterbäckchen“). Die Schwellung kann ein- oder beidseitig auftreten, des Weiteren kann es zu Fieber, Übelkeit, Erbrechen und Blässe kommen.

Mumps wird vor allem bei Jungen nach der Pubertät oder bei Erwachsenen gefürchtet, da die Erkrankung auch die Hoden betreffen und hier entzündliche Schäden (Orchitis) mit folgender Zeugungsunfähigkeit (Sterilität) anrichten kann. Außerdem beobachtete man früher bei etwa 1 von 15.000 Kranken einen Innenohrschaden mit

Gehörschädigung. Heute gehört die Mumpsimpfung zu den offiziell empfohlenen Impfungen.

Einfache Selbsthilfemaßnahmen:

- Quarkwickel um den Hals und die geschwollenen Drüsen: Zimmerwarmer Magerquark wird auf ein Baumwolltuch oder eine Stoffwindel zentimeterdick ausgestrichen, um den Hals gelegt und mit einem Küchenhandtuch umwickelt und mit einem Schal fixiert. Dauer: 30–60 Minuten.
- Zur Ernährung eignen sich Tees und Suppen, häufig wird das Essen aber aufgrund der Übelkeit nicht ertragen.
- Hilfreich beim Trinken ist ein Strohhalm, weil das Öffnen des Mundes schmerzhaft sein kann.

Mumps heilt im Kindesalter allermeist problemlos ganz von selbst ab, die unterstützende homöopathische Behandlung ist aber sinnvoll:

Arznei	Beschreibung	Dosierung
Belladonna	Zu Beginn, hohes Fieber, trockener Hals, hellrote Entzündung.	2–3 x täglich 3 Globuli D12
Phytolacca	Nach Belladonna, dunkel-rötliche Entzündung, Gliederschmerzen.	2–3 x täglich 3 Globuli D12
Mercurius solubilis	Starkes Schwitzen, zögerlicher Verlauf, Aphthen im Mund.	2–3 x täglich 3 Globuli D12
Pulsatilla	Hodenbeteiligung **(bitte zum Arzt gehen!)**	2–3 x täglich 3 Globuli D12

Röteln

Auch die Röteln sind eine Viruserkrankung. Eine Impfung ist offiziell empfohlen und wird zusammen mit Masern, Mumps und Windpocken geimpft, daher treten die Röteln nur noch selten auf. Ziel ist es vor allem, die Ersterkrankung in der späteren Schwangerschaft bei Frauen zu verhindern, da hierunter die Kinder schwer geschädigt werden können. Eine Rötelnerkrankung im Kindesalter verläuft in der Regel aber unkompliziert.

Nach einer Inkubationszeit von etwa 2–3 Wochen beginnt die Erkrankung mit den Symptomen eines grippalen Infektes. Ein feinfleckiger Hautausschlag manifestiert sich dann. Er beginnt im Gesicht und am Hals und wandert den Stamm hinunter. Im Nacken sind typischerweise Lymphknoten tastbar, Fieber tritt nur selten auf. Der Hautausschlag blasst nach etwa 1–3 Tagen wieder ab.

Folgende homöopathische Arzneien können unterstützend und lindernd zur Anwendung kommen:

Arznei	Beschreibung	Dosierung
Belladonna	Ausschlag heiß und rot, Lymphknoten geschwollen.	3 x täglich 3 Globuli D12
Pulsatilla	Das Kind ist weinerlich und durstlos. Verlangen nach frischer Luft.	3 x täglich 3 Globuli D12
Gelsemium	Das Kind ist schwach und benommen, Gliederschmerzen **(bitte zum Arzt gehen!)**.	3 x täglich 3 Globuli D12

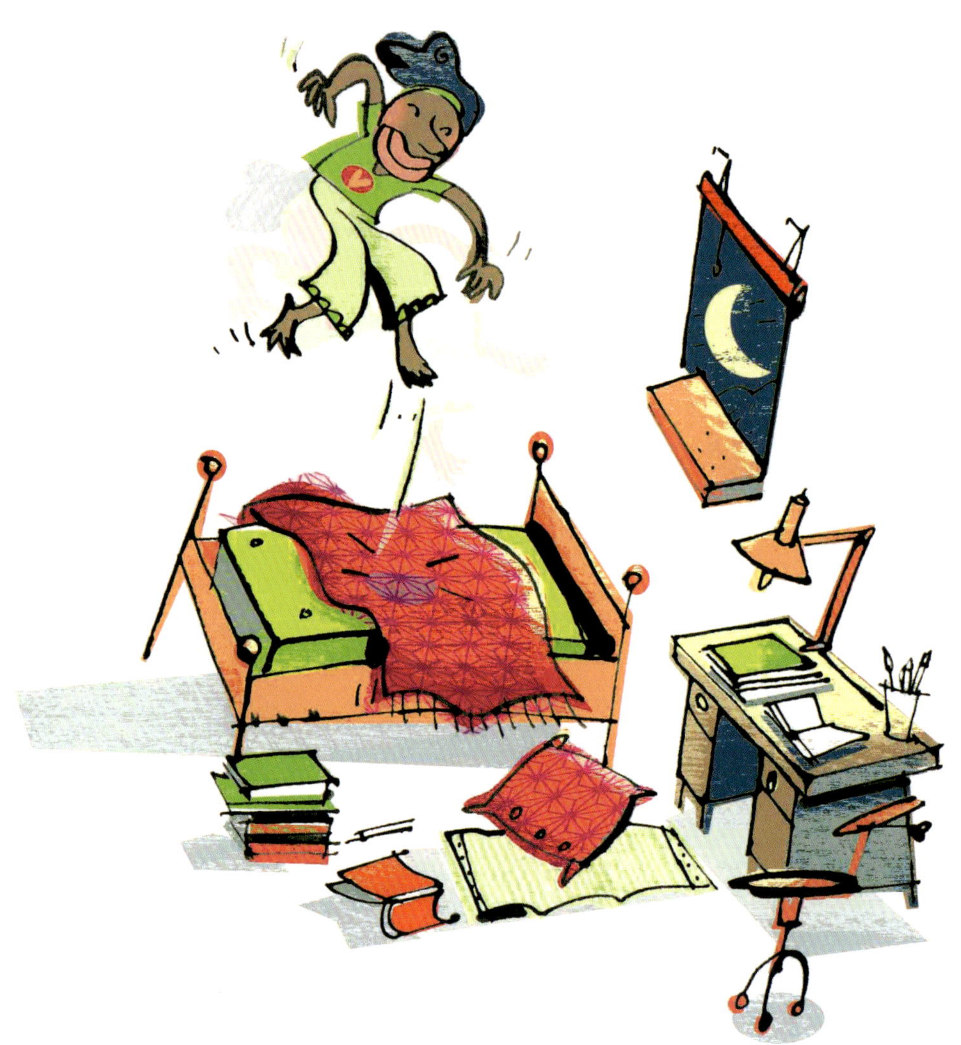

Schlaf

Einschlafprobleme

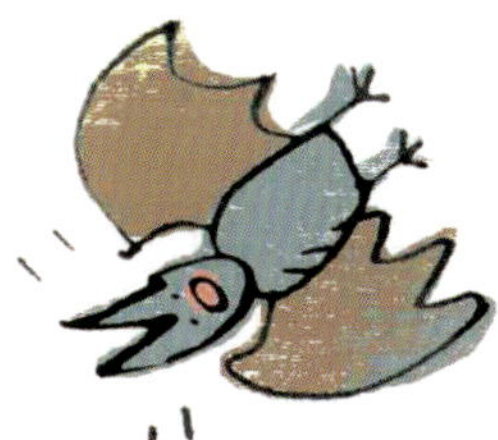

Bevor ein homöopathischer Behandlungsversuch gemacht wird, sollten einige allgemeine Voraussetzungen für einen gesunden Schlaf beachtet werden:

- Regelmäßigkeit: Das Kind sollte möglichst immer zur gleichen Zeit schlafen gehen.
- Abendessen: Die letzte Mahlzeit sollte ausreichend lange zurückliegen. Keine aufputschenden Getränke (Cola, Eistee) oder wachmachende Teesorten trinken.
- Sorgen besprechen: Wenn konkrete Sorgen, z. B. Angst vor der Schule, bevorstehende Prüfung, Ärger mit Mitschülern o. ä. vorliegen, ist es sehr wichtig, alle Sorgen auszusprechen und soweit möglich auch einen Lösungsweg zu besprechen; nicht mit wichtigen, ungelösten Fragen einschlafen.
- Rituale: Kinder benötigen einen bestimmten Ablauf beim Schlafengehen: Zähneputzen, Bücher lesen usw.
- Kinderzimmer: Für eine ruhige, entspannende Schlafumgebung sorgen, Smartphones abschalten.

Wenn dies nicht ausreicht, können folgende homöopathische Arzneien unterstützend und lindernd zur Anwendung kommen:

Arznei	Beschreibung	Dosierung
Coffea	Das Kind ist hellwach und sprudelt vor Ideen, gleichzeitig erschöpft und müde, kann aber weder ein- noch durchschlafen.	3 Globuli D6 vor dem Schlafengehen

Avena sativa	Nervöse Erschöpfung durch Überlastung, Sorgen und Stress in der Schule, Schlaflosigkeit mit nervösem Herzklopfen.	3 Globuli D6 vor dem Schlafengehen
Ambra	Nervöse Überempfindlichkeit, Gereiztheit, kann vor lauter Sorgen nicht schlafen und muss ständig wieder aufstehen.	3 Globuli D6 vor dem Schlafengehen

Durchschlafprobleme

Wenn das Kind nicht durchschläft, kann dies zahlreiche Ursachen haben: Albträume, Ängste, Kummer, Einnässen und vieles mehr. Nicht nur die Nächte sind gestört und voller Unruhe, sondern auch tagsüber kommt es zu vielen Problemen wie Müdigkeit mit Konzentrationsstörungen im Schulunterricht, Leistungsminderung, erhöhter Infektanfälligkeit usw.

Für eine homöopathische Konstitutionstherapie ist es wichtig zu erfragen, welche Ursache dahinter steckt (Ängste, Sorgen, Träume), zu welchen Zeiten das Kind aufwacht und welche Begleitsymptome vorliegen (Zähneknirschen, besondere Schlafposition, Schwitzen, Durst, Schlafwandeln usw.). Wenn keine näher zu charakterisierende Durchschlafstörung vorliegt, kann ein Versuch mit folgenden Arzneien gemacht werden:

Arznei	Beschreibung	Dosierung
Coffea	Das Kind ist hellwach und sprudelt vor Ideen, gleichzeitig erschöpft und müde, kann aber weder ein- noch durchschlafen.	3 Globuli D12 vor dem Schlafengehen
Cypripedium	Das Kind wacht mitten in der Nacht auf, ist gut gelaunt und möchte am liebsten spielen.	3 Globuli D12 vor dem Schlafengehen

Morgenmuffel

Mehr als die Hälfte der Menschen sind so genannte „Abendmenschen“: Diese Eigenheit ist konstitutionell bedingt und begleitet uns das ganze Leben hindurch. Abendmenschen können länger aufbleiben, sind aber morgens meist unausgeschlafen. Oft haben die Kinder beim Frühstück keinen richtigen Hunger und wirken schlecht gelaunt. Eine homöopathische Selbstbehandlung ist nicht zu empfehlen. Einige Tipps können allerdings weiterhelfen:

- Rechtzeitig schlafengehen, möglichst immer zur gleichen Zeit.
- Die Schlafumgebung sollte möglichst ruhig sein.
- Zum Wachwerden benötigen die Kinder morgens viel Licht, damit die körpereigene Regulation angeregt wird.
- Kneippsche Güsse zur Anregung des Kreislaufs.

Inzwischen ist wissenschaftlich bewiesen, dass der frühe Schulbeginn um 8:00 Uhr morgens für „Abendmenschen“ ungeeignet ist. Eine Verschiebung des Schulbeginns um nur 30 Minuten würde zu weniger Verspätungen, besserer Leistungsfähigkeit und geringerer Infektanfälligkeit führen – und damit natürlich auch zu einer besseren Laune!

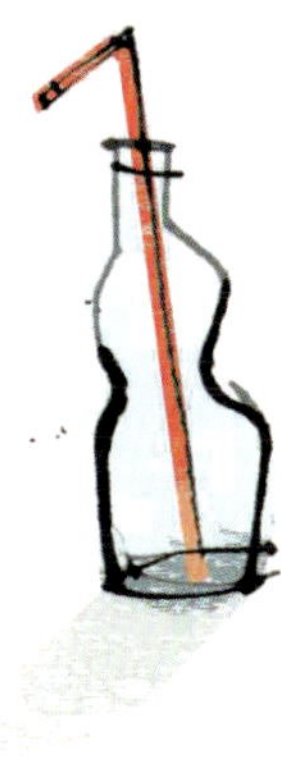

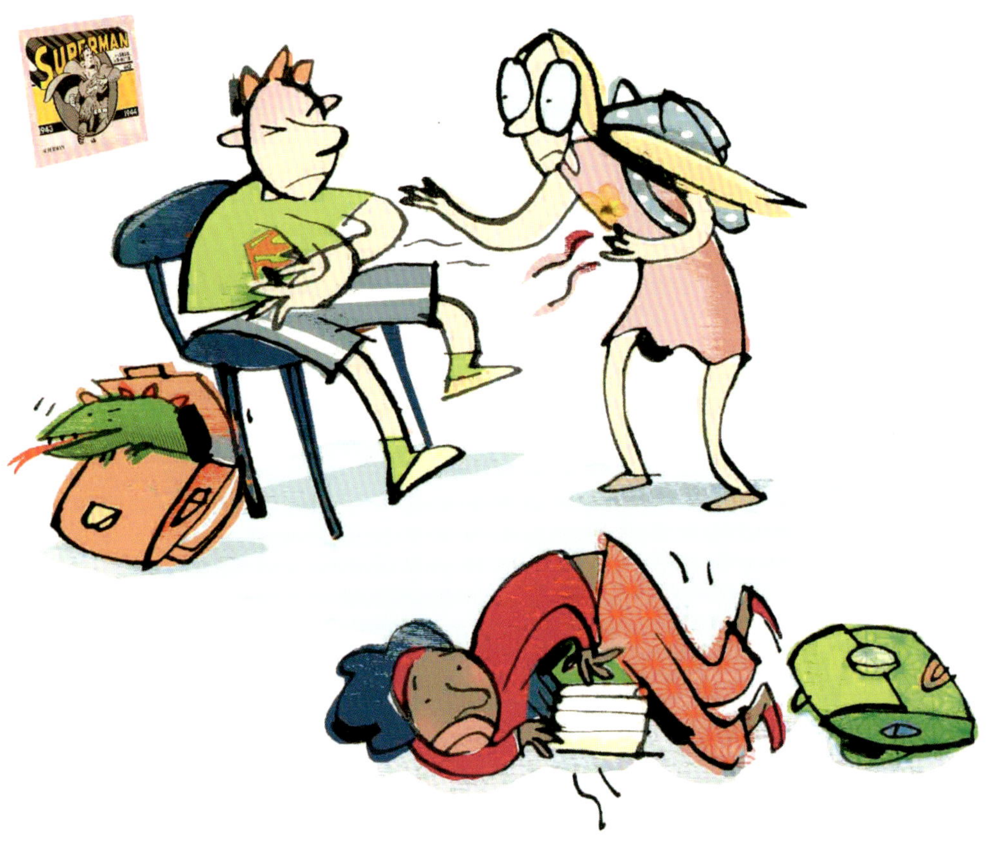
SUPERMAN

Schule und Lernen

„Montagmorgenbauchschmerz"

„Mama, ich habe Bauchweh und kann nicht in die Schule gehen!" Vielen Eltern wird diese Beschwerde ihres Kindes bekannt vorkommen. Oft kommt nach einem gemütlichen Wochenende der „Montagmorgenbauchschmerz". Dabei ist meist nicht genau zu erfragen, was das genaue Problem ist: Hat das Kind möglicherweise Angst vor einem bestimmten Lehrer? Vor einer bestimmten Schulstunde? Vor dem Schwimmunterricht? Liegt eine Verstopfung oder eine Allergie vor? Die Bauchschmerzen – oder andere Beschwerden – sollten unbedingt ernst genommen und mit dem Kind besprochen werden. Wenn sich derartige Beschwerden häufen und tatsächlich viele Schultage verpasst werden, sollte das Kind beim Arzt zur medizinischen Abklärung vorgestellt werden. Gegebenenfalls kann eine konstitutionelle homöopathische Therapie begonnen werden (siehe auch Kapitel „Bauchschmerzen").

Prüfungsangst

Viele Kinder leiden unter Ängsten und Schlaflosigkeit besonders vor Prüfungen, vor mündlichen wie vor schriftlichen Aufgaben. Homöopathisch kann ein Versuch mit folgenden Arzneien gemacht werden:

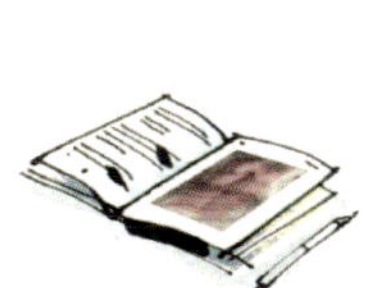

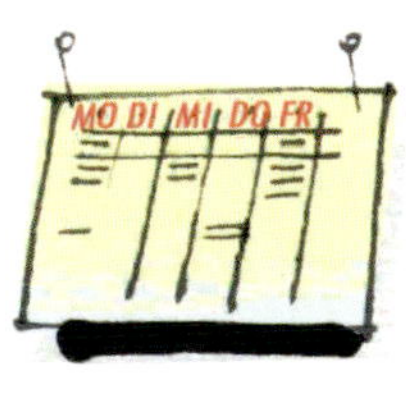

Arznei	Beschreibung	Dosierung
Argentum nitricum	Ängstliche Unruhe und Aufregung, kann enge Räume nicht gut ertragen. Aufregung schon beim Denken an den Prüfungstag. Durchfall vor der Prüfung ➔ Beginn der Gabe: bereits 2 Tage vor der Prüfung.	2–3 x täglich 3 Globuli D12
Gelsemium	Nervosität vor der Prüfung, Zittern, Schwäche, Schwindel; Angst vor mündlichen Prüfungen, wenn vor der ganzen Klasse gesprochen werden muss. Blackout-Erlebnisse.	2–3 x täglich 3 Globuli D12

Nervosität und Tics

Eine gewisse Portion Nervosität, insbesondere vor Prüfungen, gehört sicherlich zum Schulalltag dazu. Wenn das Kind allerdings darunter leidet oder zusätzlich noch nervöse Tics wie ständiges Augenzwinkern, ruckartiges Hochziehen der Schultern o. ä. auftreten, sollte den Beschwerden genauer nachgegangen werden. Eine Vorstellung beim Kinder- und Jugendarzt ist zur Klärung der Diagnose anzuraten; anschließend bietet sich eine homöopathische Konstitutionstherapie an.

„Schulkopfschmerzen"

Mit dem Eintritt in die Schule kommt für viele Kinder eine neue Erfahrung hinzu: Viele leiden unter lästigen Schulkopfschmerzen. Nicht nur eine bestimmte ererbte Anlage zu Kopfschmerzen, sondern auch geistige und körperliche Überanstrengung, schlechte Stühle mit ungesunder Sitzposition, zu geringe Flüssigkeitsaufnahme, falsche Ernährung, Schlafmangel u. a. können die Entstehung von Kopfschmerzen begünstigen.

Die typischen Schulkopfschmerzen treten oft am Ende des Unterrichts auf, und die Kinder kommen dann erschöpft und mit drückendem oder pochendem Kopfweh nach Hause. Meist ist gar nicht genau festzustellen, was dem Kind dieses „Kopfzerbrechen" bereitet hat. Wie auch bei den Bauchschmerzen sind die Ursachen vielfältig und sollten unbedingt rasch medizinisch abgeklärt werden,

- wenn die Kopfschmerzen erstmals und sehr plötzlich aufgetreten sind,
- ein Stoß an den Kopf oder ein Sturz vorausgegangen ist,
- Symptome wie Erbrechen, Sehstörungen („ich sehe alles doppelt!") oder Nackenschmerzen hinzukommen,
- das Kind ungewöhnlich ruhig oder wesensverändert ist,
- die Kopfschmerzen häufig wiederkehren und viele Schultage verpasst werden.

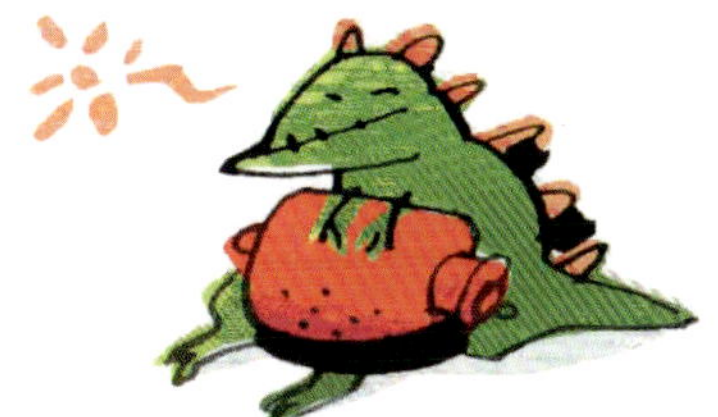

Bei immer wieder auftretenden, leichteren Kopfschmerzen können zur Vorbereitung auf den Arztbesuch folgende Maßnahmen hilfreich sein:

- Führen Sie mit Ihrem Kind einen Kopfschmerzkalender über 4 Wochen, in dem die Zeit des Auftretens, die Dauer, der Ort der Kopfschmerzen, die Empfindung (Spannen, Drücken etc.) und die Begleitumstände eingetragen werden. Die Stärke des Kopfschmerzes kann auf einer Skala von 0 bis 10 (0 = keine Kopfschmerzen, 10 = stärkste Kopfschmerzen) angegeben werden.
- Überlegen Sie, ob Ihr Kind sich ausreichend gesund ernährt. Chips, koffeinhaltige Getränke (Cola!), Fertigpizza, Konservierungsstoffe, der Geschmacksverstärker Glutamat und andere Zusatzstoffe oder Substanzen in Fertigprodukten können Kopfschmerzen auslösen oder verstärken.
- Trinkt Ihr Kind ausreichend? Empfohlene Trinkmengen pro Tag sind: 4–9 Jahre: ca. 1 Liter, 10–12 Jahre: ca. 1,2 Liter, 13–14 Jahre: ca. 1,3 Liter.

- Besuch beim Augenarzt: Häufig ist eine Fehlsichtigkeit Ursache für Schulkopfschmerzen.

Die homöopathische Selbstbehandlung ist bei Kopfschmerzen im Kindesalter nicht zu empfehlen. Hier ist eine langfristige homöopathische Konstitutionsbehandlung angezeigt.

Konzentrationsstörungen

Bei auffallenden Konzentrationsstörungen in der Schule oder bei den Hausaufgaben sollte eine Vorstellung beim Kinder- und Jugendarzt erfolgen, um eine medizinische Abklärung durchzuführen; anschließend bietet sich eine homöopathische Konstitutionstherapie an.

„Zappelphilipp-Syndrom" (ADHS)

Die so genannte Aufmerksamkeitsdefizit-/Hyperaktivitätsstörung (ADHS) wird in den letzten Jahren immer häufiger diagnostiziert. Es handelt sich um ein Syndrom mit drei Hauptmerkmalen:

- Hyperaktivität (daher der Ausdruck „Zappelphilipp"),
- Konzentrationsstörung („Aufmerksamkeitsdefizit") und
- impulsives Verhalten (plötzliches Aufspringen im Unterricht usw.).

Die Kinder sind in verschiedenen Bereichen beeinträchtigt: In der Schule können sie sich schlecht konzentrieren, rutschen ständig auf dem Stuhl hin und her oder springen während des Unterrichts unvermittelt auf. Durch die Unkonzentriertheit kommen sie schlecht mit, die Folge sind schlechte Noten. Zuhause werden die Hausaufgaben nicht konzentriert erledigt. Die Eltern beobachten eine ständige, fruchtlose Überaktivität; auch beim Spielen werden die Kinder sehr schnell abgelenkt und wechseln ständig das Spielzeug. Eltern und Geschwistern gegenüber werden sie oftmals aggressiv, impulsiv und aufsässig; schließlich werden sie zu Einzelgängern und sind frustriert über ihre eigene Unzulänglichkeit.

Es ist unbedingt zu empfehlen, bei Verdacht auf ein ADHS einen Experten aufzusuchen und eine genaue Diagnostik durchführen zu lassen. Diese wird in erster Linie von Kinder- und Jugendpsychiatern und entsprechenden Kliniken angeboten.

Bevor eine Therapie mit Psychopharmaka (Ritalin® u. a.) begonnen wird, sollte unbedingt ein Versuch mit Homöopathie gemacht werden. Aus der bisherigen Erfahrung zahlreicher homöopathischer Ärzte sind einige Arzneien herausgearbeitet worden, die beim ADHS wirksam sein können: Hyoscyamus niger (Bilsenkraut), Veratrum album (Weißer Germer), Lycopodium (Bärlapp), Calcium carbonicum (Austernschalenkalk), Sulphur (Schwefel), Belladonna (Tollkirsche), Agaricus (Fliegenpilz), Tuberculinum (Tuberkulosenosode) und andere.

Zur Behandlung ist eine ausführliche homöopathische Anamnese bei einem erfahrenen Therapeuten unbedingt zu empfehlen. Die Selbstbehandlung mit einem Komplexmittel (z. B. Zappelin®) sollte mit einem Therapeuten abgesprochen und zeitlich eng begrenzt werden.

Legasthenie, Rechenschwäche, Stottern

Die Homöopathie hält viele Arzneimittel zur Behandlung von Legasthenie (Leseschwäche), Rechenschwäche, Stottern und anderen Problemen bereit. Allerdings ist auch hier wieder zu empfehlen, zunächst eine exakte Diagnose stellen zu lassen und das jeweilige Problem von entsprechenden Fachkräften therapieren zu lassen. Die konstitutionelle homöopathische Therapie kann unterstützend eingesetzt werden.

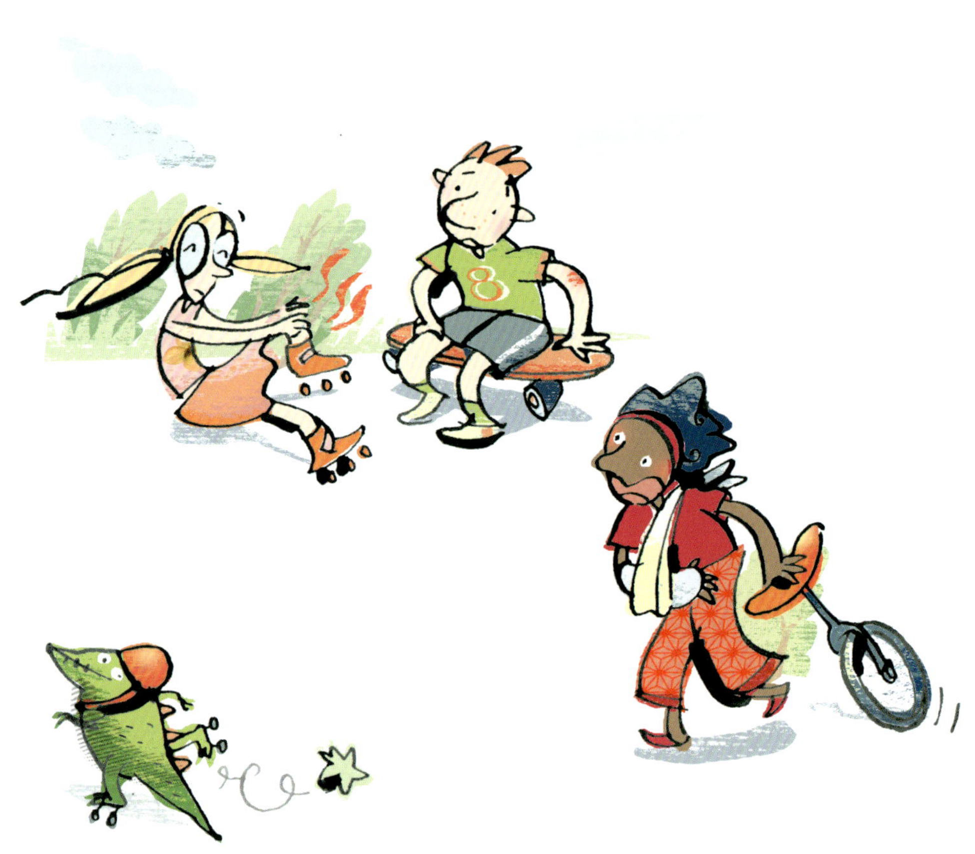

Verletzungen und Notfälle

Im Sportunterricht, aber auch auf dem Pausenhof und auf Klassenfahrten kann es zu verschiedenen Verletzungen kommen. Auch hier hält die Homöopathie Selbsthilfemöglichkeiten bereit.

Bei Verletzungen sollte immer zuerst die Frage gestellt werden, ob eine ärztliche Behandlung notwendig ist. Im Zweifelsfall ist der Gang zum Arzt oder in die Notaufnahme (möglichst eine kinderchirurgische Abteilung) immer zu empfehlen.

Prellungen und Verstauchungen

Prellungen oder Quetschungen sprechen gut auf die äußerliche Einreibung mit Arnica-Öl (z. B. Arnica Flos H 10% Öl von Weleda) oder Arnica-Salbe (z. B. Arnika-Salbe 10 % von Weleda) an. Innerlich wird mit Arnica D12 3 x täglich 3 Globuli behandelt.

Bei Verstauchungen und Zerrungen sollte zunächst ärztlich eine schlimmere Verletzung ausgeschlossen werden. In der Regel hilft bei Verstauchungen dann ein elastischer Verband, der das Gelenk zunächst fixiert und den Schmerz lindert. Hier kann Arnica-Salbe (z. B. Arnika-Salbe 10 % von Weleda) lokal aufgetragen werden und die Heilung unterstützen. Auch Traumeel®-Salbe eignet sich gut. Innerlich können folgende Arzneien unterstützend und lindernd gegeben werden:

Arznei	Beschreibung	Dosierung
Arnica	Die Arznei der ersten Wahl bei Verstauchungen mit Bluterguss. Am besten sofort nach der Verletzung mit der Therapie beginnen. Arnica eignet sich auch zur Nachbehandlung nach dem Zähneziehen beim Zahnarzt.	3 Globuli D12 verkleppert, alle 20 Minuten einen Schluck einnehmen
Rhus toxicodendron	Arznei der ersten Wahl bei Zerrungen, z. B. Bänderzerrung am Knöchel nach Umknicken mit dem Fuß auf der Treppe. Bei Verstauchungen hilft sie gut, wenn nach Arnica noch Beschwerden verbleiben.	3 x täglich 3 Globuli D12
Ledum	Wenn Kälte bessert, Folgemittel nach Arnica oder Rhus toxicodendron.	3 x täglich 3 Globuli D12
Hypericum	Prellung an nervenreichen Stellen, z. B. Fingerspitzen, Kopf; Taubheits- und Kältegefühl.	3 x täglich 3 Globuli D12

Muskelschmerzen

Bei Muskelkater, z.B. nach dem Sport, Muskelkrämpfen oder Muskelverletzungen, können homöopathische Arzneien unterstützend und lindernd eingesetzt werden:

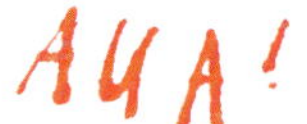

Arznei	Beschreibung	Dosierung
Arnica	Muskelkater, z. B. nach dem Sport	3 x täglich 3 Globuli D12

Arnica im Wechsel mit Rhus toxicodendron	Muskelfaserrisse	Alle 6 Stunden (natürlich nicht nachts) 3 Globuli D12 über 3 Tage
Ruta	Die Sehnenansätze an den Knochen sind schmerzhaft.	3 x täglich 3 Globuli D12
Cuprum metallicum	Muskelkrämpfe, z. B. Wadenkrämpfe	3 Globuli D12 einmalig im Akutfall oder vorbeugend als Kur 1 x täglich 3 Globuli D12 über 5 Tage

Knochenbrüche

Knochenbrüche heilen im Kindesalter deutlich besser und schneller als bei Erwachsenen. Natürlich muss ein Krankenhaus zu Diagnostik und Therapie (Röntgen, anschließend Verband, ggf. Gips) aufgesucht werden. Homöopathie kann begleitend angewendet werden. Bewährt hat sich eine Behandlung nach folgendem Schema:

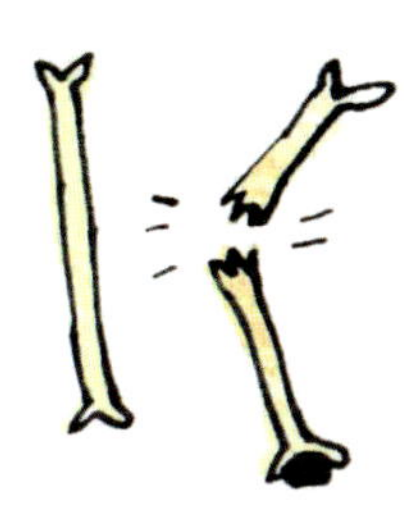

Arznei	Beschreibung	Dosierung
Arnica	Arznei der ersten Wahl ist Arnica, das so früh wie möglich nach der Verletzung gegeben werden sollte.	3 x täglich 3 Globuli D12 für 5 Tage
Symphytum	Sobald die akute Schwellung zurückgeht, zur Unterstützung der Knochenheilung und des Knochenaufbaus.	3 x täglich 3 Globuli D12 für eine Woche

Calcium phosphoricum	Zum Kalkaufbau	3 x täglich 3 Globuli D12 für eine Woche

Wenn danach noch Probleme bestehen, sollte ein homöopathischer Arzt hinzugezogen werden.

Wunden

Kleine oberflächliche, saubere Wunden müssen nicht behandelt werden, nur größere, verunreinigte oder schlecht heilende Wunden. Frische, dreckige Wunden sollten mit Kochsalzlösung (0,9 %) gesäubert werden. Wenn viel Dreck in der Wunde ist, hilft auch eine abschließende Desinfektion, z. B. mit Betaisodonna® Lösung oder Octenisept®.

Wenn die Wunde eitert, kann ein Salbenverband mit Echinacea-Salbe (z. B. Calendula-Echinacea-Salbe Helixor®) oder Zugsalbe helfen. Bei komplizierten Wundheilungsstörungen müssen manchmal Antibiotika eingesetzt werden. Bei stark verschmutzten Wunden stellt sich auch die Frage nach dem Tetanus-Impfschutz.

Homöopathische Arzneien, die bei komplizierteren Wunden begleitend eingesetzt werden können:

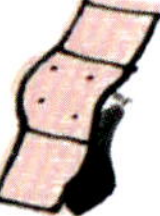

Arznei	Beschreibung	Dosierung
Arnica	Wichtigstes Verletzungsmittel. Bei Wunden mit Bluterguss, Quetschungen, Prellungen.	3 x täglich 3 Globuli D12
Hypericum	Nervenschmerzen, z. B. nach Quetschung der Fingernägel, Fingerspitzen, Zehen.	3 x täglich 3 Globuli D12
Ledum	Allgemein bei Stichwunden (z. B. Nägel, Messer, Nadeln etc.).	3 x täglich 3 Globuli D12
Aconitum	Bei Schreck und Schock nach der Verletzung, große Angst.	3 x täglich 3 Globuli D12
Belladonna	Akute Entzündung der Wunde, Hitze, Rötung, Pochen **(bitte zum Arzt gehen!)**.	3 x täglich 3 Globuli D12
Hepar sulfuris	Eiterung, z. B. vereiterte Splitter, Nagelbetteiterung **(bitte zum Arzt gehen!)**	3 x täglich 3 Globuli D12

Verbrennungen

Bei akuten Verbrennungen sollte sofort mit sauberem Wasser gereinigt und die Wunde sauber gehalten werden.

Bei größeren oder schweren Verbrennungen, z. B. wenn sich Blasen bilden oder die Haut abfällt, große Hautareale betroffen sind oder das Kind sehr leidet, müssen ein Arzt bzw. eine Notaufnahme aufgesucht werden.

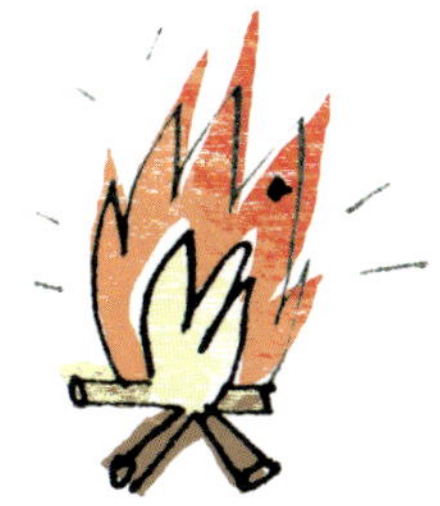

Folgende homöopathische Arzneien können unterstützend und lindernd eingenommen werden:

Arznei	Beschreibung	Dosierung
Cantharis	Hauptmittel bei akuten Verbrennungen, Blasenbildung, Brennen.	3 x täglich 3 Globuli D12
Arsenicum album	Verbrennungen in der Tiefe, falls sich die Haut/Blase ablöst, oder falls Cantharis nicht ausreichend hilft **(bitte zum Arzt gehen!)**.	3 x täglich 3 Globuli D12
Causticum	Wenn Brandwunden schlecht heilen oder wieder aufbrechen **(bitte zum Arzt gehen!)**.	3 x täglich 3 Globuli D12

Insektenstiche

Insektenstiche sind nur behandlungsbedürftig, wenn die Schwellung übermäßig groß ist oder wenn sie schlecht abheilen. Ein leicht herzustellendes Hausmittel sind kleine Eiswürfel aus Zwiebelsaft (Zwiebel auspressen, in kleine Förmchen für Eisstücke geben und einfrieren). Die Eiswürfel können dann auf die Insektenstiche gehalten werden, bis sie schmelzen.

Die wichtigsten homöopathischen Arzneien bei Insektenstichen sind:

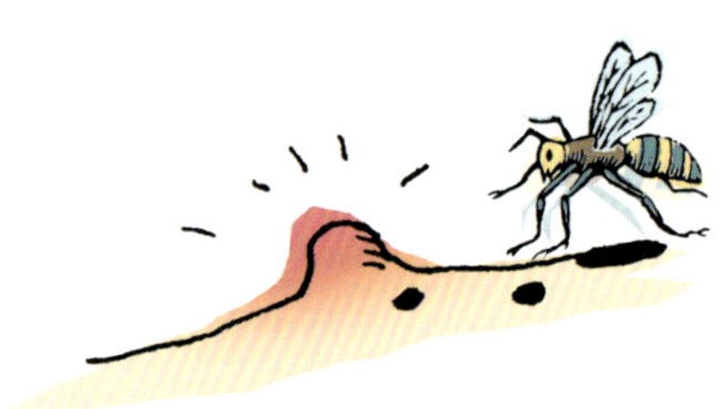

Arznei	Beschreibung	Dosierung
Apis	Geschwollen und rot, Juckreiz, Verlangen nach kühlen Auflagen.	3 x täglich 3 Globuli D12
Ledum	Stiche heilen schlecht ab, Schmerzen ziehen von den Armen oder Beinen zum Körper. Kältegefühl an der Stichstelle mit Verlangen zu kühlen.	3 x täglich 3 Globuli D12
Hepar sulfuris	Eitrig entzündet **(bitte zum Arzt gehen!)**.	3 x täglich 3 Globuli D12

Zeckenbiss

Die meisten Zeckenbisse sind harmlos. Um Zecken abzuhalten, sollten im Freien lange und möglichst glatte, helle und fest verschlossene Kleidung und geschlossenes Schuhwerk getragen werden. Zecken suchen sich gerne ihre Bissstellen an gut durchbluteten und verborgenen Stellen, z. B. unter der Achsel, in der Leiste und Kniekehle, am Haaransatz (vor allem bei Kindern) oder im Schambereich. Kommt es zum Biss, wird die Zecke am besten mit einer Pinzette (oder spezieller Zeckenzange) so weit wie möglich am Kopf in Richtung des Saugrüssels gepackt. Der Griff der Pinzette sollte nach dem Zupacken nicht mehr gelöst werden, damit Speichel und Darminhalt der Zecke mit den möglicherweise darin enthaltenen Krankheitserregern nicht in den Stichkanal gelangen. Die Zecke wird dann mit einem leichten Zug ausgehebelt. Ein Drehen der Zecke ist überflüssig. Die Hautstelle sollte nach dem Entfernen desinfiziert werden, z. B. mit Betaisodona® Lösung oder Salbe.

In Deutschland übertragen Zecken gelegentlich die Bakterienerkrankung Borreliose oder die Viruserkrankung Frühsommer-Meningoenzephalitis (FSME).

Falls einige Tage nach einem Zeckenbiss eine kreisrunde Hautrötung um den Biss oder in der Nähe des Bisses auftritt, die in der Mitte abblasst und nach außen wandert (Erythema migrans – typisch für die Borreliose), oder es zu Fieber, Gelenk- und Kopfschmerzen kommt, sollte ein Arzt aufgesucht werden.

Eine Borreliose wird antibiotisch behandelt. Zur Vorbeugung gegen die FSME steht ein Impfstoff zur Verfügung, allerdings ist das Infektions- und Erkrankungsrisiko an FSME insgesamt recht gering.

Nach einem Zeckenbiss kann vorbeugend Ledum D12, 3 x täglich 3 Globuli eingenommen werden. Kommt es jedoch zu verdächtigen Symptomen, muss ein Arzt aufgesucht werden.

Kreislaufschwäche

Gelegentlich leiden Schulkinder unter Schwindel, sehen plötzlich Sternchen vor den Augen und können sogar kurzzeitig kollabieren oder bewusstlos werden. Eine wichtige Ursache dafür ist nicht selten eine zu geringe Flüssigkeitsaufnahme. Mit dem Krankheitsbild der „orthostatischen Dysregulation" wird eine vorübergehende Kreislaufschwäche bezeichnet, bei der dem Kind bereits morgens nach dem Aufrichten aus dem Bett schwindelig wird – der Blutdruck reagiert hier sehr empfindlich auf die plötzliche Lageänderung. Auch beim Sitzen auf dem Klo kann durch das Pressen beim Stuhlgang bei empfindlichen Kindern der Blutdruck abfallen und ein Kollaps ausgelöst werden. Heißes Wetter kann ebenso auf den Kreislauf schlagen und Unwohlsein, Schwindel bis hin zum Kollaps auslösen.

In jedem Fall sollte ein Kollaps – mit oder ohne Bewusstlosigkeit – medizinisch abgeklärt werden. Eine konstitutionelle homöopathische Therapie sollte nur nach einer genauen Diagnosestellung begonnen werden. Auch Hydrotherapie (Kneippsche Güsse) kann unterstützend eingesetzt werden. Bei leichteren Beschwerden kann folgende Maßnahme 2 bis 3 Wochen lang versucht werden: Haplopappus D3 Tabletten, davon morgens im Bett 1 Tablette lutschen, noch 10 Minuten liegen bleiben, dann 1–2 Minuten auf die Bettkante setzen, langsam aufstehen, und dann los.

Vergiftungen

Akute Vergiftungserscheinungen können verschiedenste Ursachen haben: verdorbene Nahrungsmittel, giftige Pilze, Medikamente, Chemikalien, Alkohol, Nikotin usw.

Wenn der Verdacht auf Vergiftung im Raume steht (Blässe, Erbrechen, Übelkeit, Bewusstseinsstörungen, Schwäche usw.), sollte keine Zeit verloren werden: sofort einen Arzt – in ganz dringenden Fällen einen Notarzt hinzuziehen!

In Deutschland steht eine Telefonzentrale rund um die Uhr zur Verfügung, die zu allen erdenklichen Vergiftungen und deren Behandlung Auskunft geben kann: **Giftnotruf Berlin 030-19240**

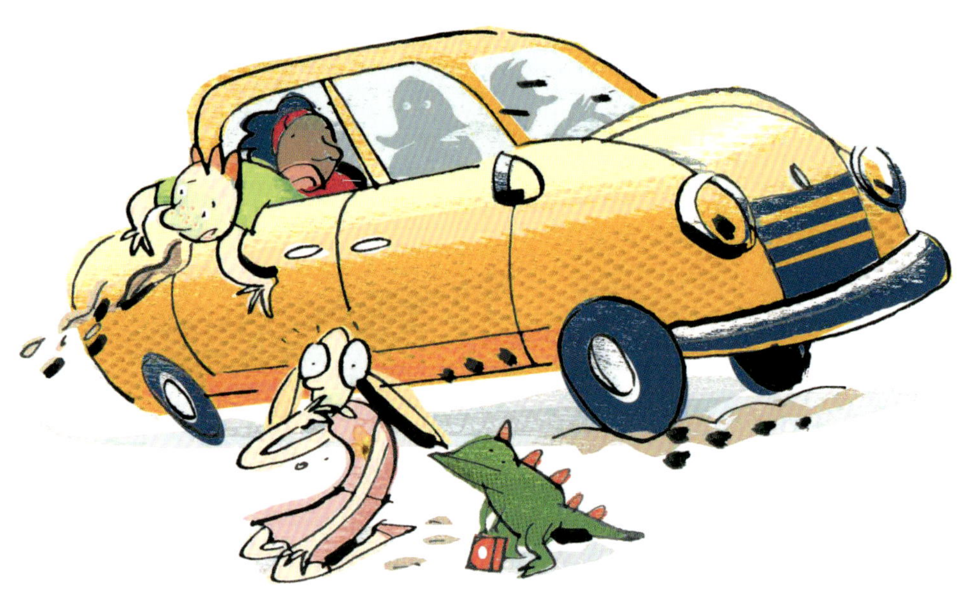

Reise

Reiseübelkeit

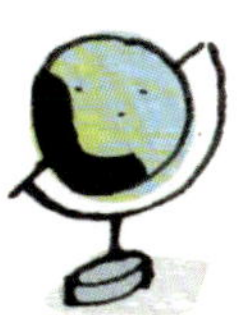

Viele Kinder leider unter Reiseübelkeit. Hierbei kann die Homöopathie sowohl vorbeugend als auch im Akutfall eingesetzt werden. Die wichtigsten Arzneien sind:

Arznei	Beschreibung	Dosierung
Cocculus	Wichtigste Arznei bei Reiseübelkeit, auch vorbeugend vor Reiseantritt zu geben. Drehschwindel, Verursachung des Erbrechens durch Bewegung.	3 Globuli D12 verkleppert, akut alle 10 Minuten ein Schluck; vorbeugend: am Vorabend und morgens am Reisetag 3 Globuli
Tabacum	Unerträgliche Übelkeit, Kaltschweißigkeit, Erbrechen, Verlangen nach frischer Luft.	3 Globuli D12 verkleppert, akut alle 10 Minuten ein Schluck
Petroleum	Übelkeit und Schwindel beim Fahren. Magenschmerzen besser durch Essen, übel riechender Schweiß.	3 Globuli D12 verkleppert, akut alle 10 Minuten ein Schluck

Heimweh

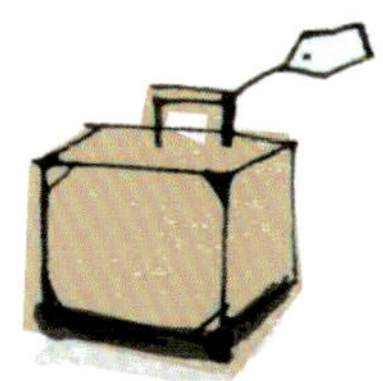

Wenn auf einer Klassenfahrt oder Landschulwoche Heimweh auftritt, sollte dies unbedingt ernst genommen werden: Betroffene Kinder können sehr stark darunter leiden. Im Rahmen einer konstitutionellen homöopathischen Therapie kann gut auf dieses Problem eingewirkt werden. Versuchsweise kann Capsicum D12 3 x tgl. 3 Globuli über einige Tage eingesetzt werden, wenn Heimweh in Zusammenhang mit Ohrenbeschwerden oder Bauchschmerzen auftritt.

Sonnenbrand

Auf eine gute Sonnencreme sollte grundsätzlich geachtet werden. Empfehlenswert sind ein für Kinder geeignetes Produkt (Beratung in der Apotheke) und natürlich Kopfbedeckung und entsprechende Kleidung, damit ein Sonnenbrand gar nicht erst entsteht!

Wenn es aber doch soweit gekommen ist, sollte sich das Kind, sofern das möglich ist, am besten nur noch im Schatten aufhalten. Zur Unterstützung und Linderung können folgende homöopathischen Arzneien hilfreich sein:

Arznei	Beschreibung	Dosierung
Belladonna	Akute Rötung und Hitze der Haut.	3 x täglich 3 Globuli D12
Cantharis	Bei schwereren Verbrennungen oder gar Blasenbildung.	3 x täglich 3 Globuli D12
Apis	Hellrote Schwellung der Haut, Kopfschmerzen, wenig Durst, spärlicher Urin **(bitte zum Arzt gehen!)**.	3 x täglich 3 Globuli D12

Sonnenstich

Ein Sonnenstich entsteht durch die Sonneneinwirkung auf den ungeschützten Kopf, insbesondere bei Bootsfahrten, am Meer, im Hochgebirge, auf dem Gletscher oder bei gleichzeitigem kühlen Wind. Es kommt zu heftigen Kopfschmerzen, Schwindel, Brechreiz, Erbrechen, schnellem Atem und Puls, Schlaflosigkeit. In schweren (seltenen) Fällen kann es zu Krampfanfällen und Bewusstlosigkeit kommen, schließlich zum Tod. Vorbeugend sollte eine Kopfbedeckung bei Freizeitaktivitäten in der intensiven Sonne getragen werden. Kommt es zum Sonnenstich, sind schattige und kühle Räume zu empfehlen. Kühlen mit kalten Umschlägen auf Kopf und Nacken, 1–2 Tage Bettruhe sind die geeignete Therapie.

Bei schwereren Symptomen sollten ein Arzt oder eine Notaufnahme aufgesucht werden.

Innerlich unterstützend können folgende homöopathischen Arzneien eingenommen werden:

Arznei	Beschreibung	Dosierung
Belladonna	Hitzewallung zum Kopf, Pulsieren, Kopfschmerz, Hitze, gerötete Bindehäute.	3 Globuli D12 verkleppert, alle 15 Minuten ein Schluck
Glonoinum	Sonnenstich mit Wallungen zum Kopf und pulsierendem Kopfschmerz. Verträgt keinerlei Hitze, frische Luft und Kälte bessern.	3 Globuli D12 verkleppert, alle 15 Minuten ein Schluck
Gelsemium	Schwächegefühl, Übelkeit und Erbrechen.	3 Globuli D12 verkleppert, alle 15 Minuten ein Schluck
Lachesis	Das Kind ist übererregt, nervös, Hitzewallungen.	3 Globuli D12, verkleppert, alle 15 Minuten ein Schluck

Läuse und Würmer

Läuse

Läuse sind in Kindergärten und Schulen verbreitet und werden von Kind zu Kind übertragen. Es handelt sich um etwa 3 mm lange Insekten, die krabbeln, aber nicht wie Flöhe springen können. Daher ist die Übertragung nur durch direkten Kontakt von Mensch zu Mensch, z.B. beim Spielen, möglich. Unter Nissen versteht man die Lauseier: Diese sind nur etwa 1 mm groß und sitzen in der Nähe der Kopfhaut. Sie haften fest am Haar und sind daher – im Gegensatz zu Schuppen – nicht leicht abstreifbar. Die Nissen selbst sind nicht ansteckend. Aus den Nissen schlüpfen nach 7–10 Tagen kleine Larven, die selbst nach 7–10 Tagen wieder Eier legen können.

Der Juckreiz wird durch den Speichel der Läuse verursacht. Dadurch sind die Läuse zwar sehr lästig, insgesamt aber harmlos: In Deutschland werden keine Krankheitserreger durch Läuse übertragen.

Die wichtigste Basismaßnahme bei Lausbefall ist das gründliche Kämmen: Hierbei sollten die nassen Haare mit einem feinem Kamm Strähne für Strähne gründlich durchgekämmt werden. Dazu gibt es eigene Nissenkämme, bei denen die einzelnen Zinken einen Abstand von 0,2–0,3 mm aufweisen – nur so bleiben Nissen und Läuse im Kamm hängen. Die Haare können vor dem Kämmen mit Essigwasser, Kokosöl, Haarspülung oder einem speziellem Nissen-Gel gespült werden, um die klebrigen Nissen zu lösen. Schon das Kämmen allein ist sehr wirksam: Nach 2 Wochen täglichem Kämmen sind über 50 % der Patienten läusefrei.

Eine homöopathische Therapie ist allerdings nicht empfehlenswert. Hier ist die Chemie eindeutig erfolgreicher. An erster Stelle in der Behandlung steht das Silikonöl Dimeticon (z.B. NYDA®), das gut verträglich ist, die Läuse physikalisch ersticken lässt und genau nach Anweisung (Packungsbeilage) in Kombination mit einem Läusekamm angewendet werden soll.

Weitere Maßnahmen bei Lausbefall sind:

- Bettwäsche und Schlafanzüge bei 60 °C waschen (einmal genügt).
- Kuscheltiere in Plastiktüte stecken und eine Woche warten oder 24 Stunden bei -20° einfrieren.
- Möbel, Teppiche, Autositze usw. gründlich absaugen. Desinfektionsmittel sind nicht notwendig, da Läuse nur kurze Zeit auf Gegenständen überleben.

Würmer

Typische Beschwerden bei Wurmbefall sind Bauchschmerzen (oft als krampfartig beschrieben) und Juckreiz am After. Der Juckreiz kann verstärkt nachts auftreten. Viele Kinder werden müde, reizbar, nervös, blass und haben schlechten Appetit.

Man unterscheidet verschiedene Wurmerkrankungen:

- Madenwurmbefall (Oxyuriasis): Kleine, weiße, wenige Millimeter lange Fadenwürmer. Häufigste Wurmerkrankung, ansteckend, lästig, insgesamt aber harmlos.
- Weitere, aber seltenere Wurmerkrankungen sind Spulwurmbefall (Askariasis), Peitschenwurmbefall (Trichuriasis), Fisch-, Schweine-, Rinderbandwurmbefall u. a.

Die Diagnose kann mit Hilfe einer Stuhlprobe rasch gestellt werden. Eine fachkundige Behandlung mit Anthelminthika (chemische „Antiwurmmittel") ist in der Regel erforderlich. Eine konstitutionelle homöopathische Behandlung kann überlegt werden, wenn das Kind sehr häufig unter Wurmbefall leidet.

12 homöopathische Arzneien für die Reise

Für die Apotheke unterwegs – auf kurzen Reisen oder für die Landschulwoche – kann die Mitnahme der allerwichtigsten homöopathischen Arzneimittel sehr nützlich sein, um einfache Akutkrankheiten selbst zu behandeln.

Die Arzneien sollten trocken und abgedunkelt aufbewahrt werden, z. B. in einem kleinen Kästchen oder einer Mappe. Im Handel (Apotheken, Buchhandlungen, Versand) sind spezielle kleine Glasröhrchen und Mappen- oder Taschenapotheken für die Erstellung von Reiseapotheken erhältlich.

Die Abkürzung D steht für die Art der Verdünnung bei der Potenzierung. D = Dezimal, die Arzneien werden im Verhältnis 1:10 verdünnt und dann verschüttelt. Die Zahl, z. B. 12 (D12) gibt die Potenzierungsstufe an, das heißt, wie häufig in der Folge die Arznei verdünnt und verschüttelt wurde. Die Potenz D12, die in der vorgeschlagenen Reiseapotheke verwendet wird, hat sich für den Selbstgebrauch besonders bewährt.

Arznei	Beschreibung	Dosierung
Arnica	Verletzung, Quetschung, Prellung, Gehirnerschütterung, Muskelkater.	3 x täglich 3 Globuli D12
Ledum	Mückenstiche, Zeckenbisse, Stichwunden, Schnittwunden, Hundebiss.	3 x täglich 3 Globuli D12
Apis	Insektenstiche mit starker Schwellung, Nesselsucht, Blasenentzündung mit stechenden Schmerzen.	3–5 x täglich 3 Globuli D6

12 homöopathische Arzneien für die Reise

Arznei	Beschreibung	Dosierung
Arnica	Verletzung, Quetschung, Prellung, Gehirnerschütterung, Muskelkater.	3 x täglich 3 Globuli D12
Ledum	Mückenstiche, Zeckenbisse, Stichwunden, Schnittwunden, Hundebiss.	3 x täglich 3 Globuli D12
Apis	Insektenstiche mit starker Schwellung, Nesselsucht, Blasenentzündung mit stechenden Schmerzen.	3–5 x täglich 3 Globuli D6
Aconitum	Plötzlich einsetzendes Fieber, Unruhe, Herzklopfen, Anfangsstadium einer Erkältung, Folgen von Schreck und Schock.	3 Globuli D30 bei Bedarf
Belladonna	Sonnenstich, plötzliches Fieber, hochroter und heißer Kopf, gerötete Haut.	3–5 x täglich 3 Globuli D30
Dulcamara	Unterkühlung, Durchnässung, Blasenentzündung, Beschwerden nach Sitzen auf kalten Steinen.	3 x täglich 3 Globuli D12
Euphrasia	Bindehautentzündung, Brennen und Jucken in den Augen, Heuschnupfen, milder Schnupfen.	3–5x täglich 3 Globuli D12
Cantharis	Akute Verbrennungen, Sonnenbrand mit Blasenbildung, Blasenentzündung mit brennenden Schmerzen.	3 x täglich 3 Globuli D12
Tabacum	Reiseübelkeit, Schwindel, Erbrechen, Schwäche und kalter Schweiß.	3 Globuli D12 bei Bedarf

Okoubaka	Vorbeugend gegen Magen-Darminfektionen bei Reisen in südliche Länder, akute Magen-Darminfekte mit Durchfall, Nahrungsmittelallergien.	3 x täglich 3 Globuli D6
Arsenicum album	Wässriger Durchfall, Erbrechen, unmittelbar nach Essen und Trinken, ängstlich, unruhig und erschöpft, Heuschnupfen, brennender Fließschnupfen.	3 x täglich 3 Globuli D12
Nux vomica	Verdorbener Magen mit Übelkeit, Oberbauchschmerzen nach übermäßigem Essen, nach zu viel Fast Food oder Cola, schlecht gelaunt, reizbar und ungeduldig.	3 x täglich 3 Globuli D12

Die Abkürzung D steht für die Art der Verdünnung bei der Potenzierung. D = Dezimal, die Arzneien werden im Verhältnis 1:10 verdünnt und dann verschüttelt. Die Zahl, z.B. 12 (D12) gibt die Potenzierungsstufe an, das heißt, wie häufig in der Folge die Arznei verdünnt und verschüttelt wurde. Die Potenz D12, die in der vorgeschlagenen Reiseapotheke verwendet wird, hat sich für den Selbstgebrauch besonders bewährt.

Aconitum	Plötzlich einsetzendes Fieber, Unruhe, Herzklopfen, Anfangsstadium einer Erkältung, Folgen von Schreck und Schock.	3 Globuli D30 bei Bedarf
Belladonna	Sonnenstich, plötzliches Fieber, hochroter und heißer Kopf, gerötete Haut.	3–5 x täglich 3 Globuli D30
Dulcamara	Unterkühlung, Durchnässung, Blasenentzündung, Beschwerden nach Sitzen auf kalten Steinen.	3 x täglich 3 Globuli D12
Euphrasia	Bindehautentzündung, Brennen und Jucken in den Augen, Heuschnupfen, milder Schnupfen.	3–5x täglich 3 Globuli D12
Cantharis	Akute Verbrennungen, Sonnenbrand mit Blasenbildung, Blasenentzündung mit brennenden Schmerzen.	3 x täglich 3 Globuli D12
Tabacum	Reiseübelkeit, Schwindel, Erbrechen, Schwäche und kalter Schweiß.	3 Globuli D12 bei Bedarf
Okoubaka	Vorbeugend gegen Magen-Darminfektionen bei Reisen in südliche Länder, akute Magen-Darminfekte mit Durchfall, Nahrungsmittelallergien.	3 x täglich 3 Globuli D6
Arsenicum album	Wässriger Durchfall, Erbrechen, unmittelbar nach Essen und Trinken, ängstlich, unruhig und erschöpft, Heuschnupfen, brennender Fließschnupfen.	3 x täglich 3 Globuli D12
Nux vomica	Verdorbener Magen mit Übelkeit, Oberbauchschmerzen nach übermäßigem Essen, nach zu viel Fast Food oder Cola, schlecht gelaunt, reizbar und ungeduldig.	3 x täglich 3 Globuli D12

Hinweis:
In unserem Ratgeber *Homöopathische Sandkastenfibel* finden Sie eine Zusammenstellung der wichtigsten 30 Arzneimittel für die homöopathische Selbstbehandlung zuhause.

Quellen und Literaturverzeichnis

Dorcsi M: Die Wiener Schule der Homöopathie. Grundlagen, Arzneimittellehre, Symptomenverzeichnis. Herausgegeben von Dr. med. Mira Dorcsi-Ulrich, Dr. med. Christian Lucae, Dr. med. Sigrid Kruse. 5. Auflage. Göppingen: Staufen-Pharma 2005

Imhäuser H: Homöopathie in der Kinderheilkunde. Ein Praxishandbuch. 13. Auflage. Stuttgart: Haug 2003

Kerckhoff A: Was tun bei Heuschnupfen? Essen: KVC 2005

Kerckhoff A, Elies M: PickelPillePiercing. Ein Gesundheitsbuch für Jugendliche. Essen: KVC 2006

Kerckhoff A, Kruse S: Mittelohrentzündung? Essen: KVC 2004

Largo RH: Babyjahre. Entwicklung und Erziehung in den ersten vier Jahren. 14. Auflage. Zürich: Piper Taschenbuch 2014

Lucae C: Grundbegriffe der Homöopathie. Ein Wegweiser für Einsteiger. 4. Auflage. Essen: KVC 2015

Nash EB: Leitsymptome in der homöopathischen Therapie. Aus dem Amerikani schen neu übersetzt von Rainer Wilbrand. Stuttgart: Karl F. Haug 2004

Pfeiffer H, Drescher M, Hirte M (Hrsg.): Homöopathie in der Kinder- und Jugendmedizin. 2. Auflage. München: Elsevier 2007

Phatak SR: Homöopathische Arzneimittellehre. 5. Auflage. München: Elsevier 2013

Stauffer K: Klinische Homöopathische Arzneimittellehre. Auf der Basis von Martin Schlegel neu bearbeitet von Christian Lucae. 14., erweiterte, neu bearbeitete Auflage. Stuttgart: Sonntag 2002

Teut M, Lucae C: Homöopathische Sandkastenfibel. Homöopathie für Kinder – Ein Klettergerüst für Eltern. Essen: KVC 2014

Voegeli A: Homöopathische Therapie der Kinderkrankheiten. Bearbeitet von Christian Lucae. 9. Auflage. Stuttgart: Haug 2009

Die Autoren

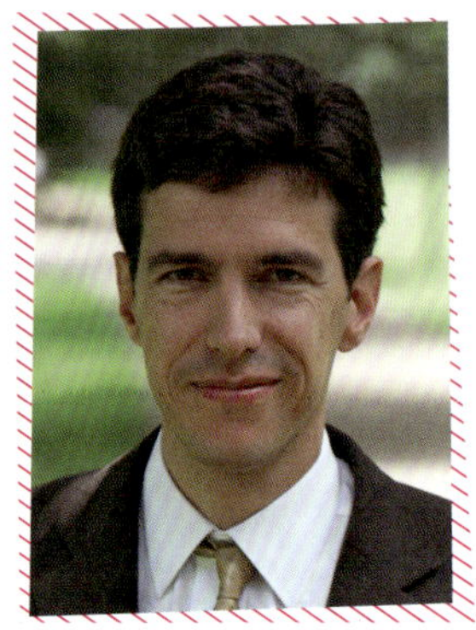

Dr. med. Christian Lucae ist Facharzt für Kinder- und Jugendmedizin und arbeitet in eigener Praxis mit Schwerpunkt Homöopathie und Naturheilverfahren in Baldham bei München. Er ist Autor zahlreicher Bücher, Aufsätze und Ratgeber, darunter *Arzneifindung in der Homöopathie* und *Grundbegriffe der Homöopathie* (beide KVC Verlag), Mitautor des *Kursbuch Homöopathie* (Elsevier) und *Homöopathie bei Heuschnupfen* (Hippokrates Verlag). Mehr Infos: www.lucae.net

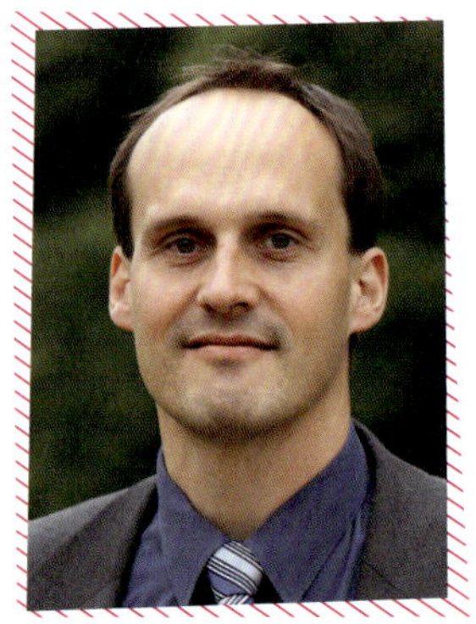

Dr. med. Michael Teut arbeitet als Oberarzt in der Hochschulambulanz für Naturheilkunde der Charité in Berlin. Er ist Autor zahlreicher Patienten-Ratgeber, des *Kursbuch Homöopathie* (Elsevier) und wissenschaftlicher Zeitschriftenartikel, zudem Autor von *Das KinderWunschBuch*, das in zweiter Auflage im KVC Verlag erschienen ist. Mehr Infos: www.michael-teut.de

Die Illustratorin

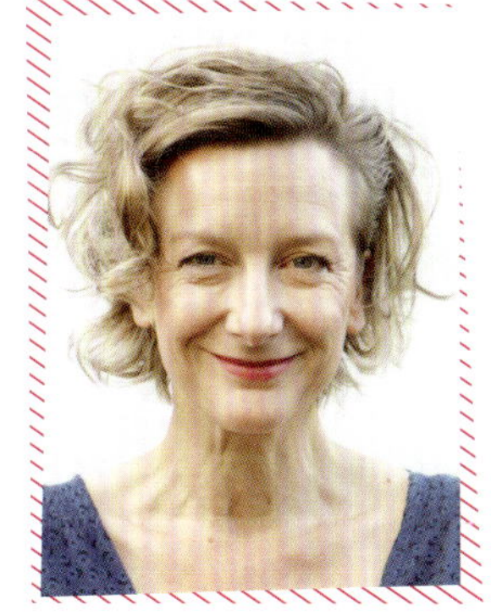

Diplomdesignerin Stefanie Clemen, die als Illustratorin und Alltagsforscherin in Hamburg niedergelassen ist, findet für zahlreiche Worte Bilder. Als Künstlerin wurde sie der Schülerfibel in gelungener homöopathischer Dosis hinzugefügt. Labor: www.stefanieclemen.de

Carstens-Stiftung : Natur und Medizin

Erforschen. Erklären. Erleben

Ob Pflanzenheilkunde, Homöopathie oder Blutegeltherapie – die Komplementärmedizin ist sehr vielseitig.

Wichtig dabei ist, genau zu wissen, welches Therapieverfahren bei welchen Krankheiten helfen kann. Antworten auf Ihre Fragen zur Komplementärmedizin gibt die Carstens-Stiftung : Natur und Medizin. Die Stiftung setzt sich dafür ein, dass Naturheilkunde und Homöopathie in der Medizin stärker verankert werden.

Ihren Auftrag, Forschungsarbeiten zu veröffentlichen und ihre Ergebnisse verständlich aufzubereiten, nimmt die Stiftung sehr ernst. Dazu wurde 1998 der KVC Verlag gegründet und auf diesem Weg ein individuelles Profil für die Veröffentlichungen geschaffen.

Um Forschung zu fördern und Patienten fundiert beraten zu können, ist die Stiftung auf die Unterstützung ihrer Fördermitglieder angewiesen. Eine Mitgliedschaft bei Natur und Medizin e. V. lohnt sich: Schon ab 42 Euro im Jahr erhalten Sie die sechsmal im Jahr erscheinende Mitgliederzeitschrift, ein exklusives Ratgeberangebot und einen Recherche-Service zu individuellen Indikationen und Therapiemöglichkeiten.

Weitere Informationen unter:

Carstens-Stiftung : Natur und Medizin, Am Deimelsberg 36, 45276 Essen, Tel: 0201/56305 70, www.naturundmedizin.de